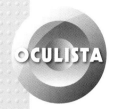

編集企画にあたって

JN115604

　「職業性眼障害」は就労に際して生じる眼障害であり，その病変は多岐にわたる．以前であれば，職業性眼障害の横綱は眼外傷であったが，産業技術の発達により外傷の機転はそれほど通りいっぺんのものではない．受傷機会は機械的な障害だけでなく，レーザーによる光化学作用等，より複雑な機序が加わっている．

　就労形態の重みが「ブルーカラー」から「ホワイトカラー」に転換されて久しい．オフィスではいわゆる眼外傷を被る機会は少ないが，どのような眼障害が起きているか考えなくてはならない．パーソナル・コンピュータを導入し，スマホ端末等のモバイル機器を使用する頻度が高くなった．これらのIT機器を長時間使用することで予想もつかなかった負担が眼に生じうる．ドライアイ，眼精疲労，さらに両眼視の障害等，さまざまな形で顕在化する．その発症は複雑であり，マネージメントには発症の背景を理解する必要がある．視覚刺激による眼障害として注目されているものの一つが3Dモニタである．これまではそれほど日常で使われるものではなかったが，眼科医にとっても眼科手術という最も身近な領域に入り込んでいる．単に視機能だけでなく，身体的にもどのような影響があり，どうマネージメントをするか考えさせられる分野である．

　職業性眼障害の特筆すべき点は，単に個人のレベルで眼障害を治療し，予防するだけでなく，雇用する側あるいは公的機関によって疾病予防や対策が求められるという点である．その代表的疾患が放射線被曝による白内障であり，モニタリングや規制といったマネージメントが確立されている．さらに雇用という視点からは，労働災害による眼障害に対する補償や福祉に関して眼科医も関わっていく必要がある．今後は，中途視覚障害の救済や再雇用に向けた支援についても，眼科医に求められるノウハウは増すであろう．

　このように職業性眼障害に関連する眼科医療は多種多様であり，その裾野は広く，これまで想定できなかった未知の障害も起こるであろう．未来には宇宙空間も就労の場となりうるであろうし，実際に宇宙飛行士という職業ではその眼障害に対するマネージメントも検討されている．

　本特集は今日特に注目すべきテーマをそれぞれ分野のエキスパートに執筆を依頼，構成した．職業性眼障害のマネージメントのアップデートとして理解を深めていただければ幸いである．

2020 年 9 月

近藤寛之

KEY WORDS INDEX

WRITERS FILE

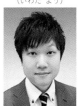

岩田　遥
（いわた　よう）

2014年	北里大学卒業
2016年	同大学大学院修士課程医療系研究科視覚情報科学修了 同大学院博士課程医療系研究科入学
2017年	同大学医療衛生学部,助教
2019年	同大学大学院博士課程医療系研究科視覚情報科学修了(医学博士)

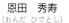
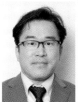

恩田　秀寿
（おんだ　ひでとし）

1999年	昭和大学卒業
2000年	御代田中央記念病院
2003年	昭和大学大学院外科系眼科学修了(医学博士) 同大学,員外助手
2005年	比嘉眼科病院
2007年	昭和大学眼科学講座,助教
2009年	米国カリフォルニア大学アーバイン校留学,客員研究員
2013年	昭和大学眼科学講座,講師
2014年	同,准教授
2018年	同,主任教授
2019年	日本産業労働交通眼科学会,理事長

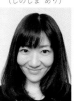

篠島　亜里
（しのじま　あり）

2006年	日本大学卒業 同大学,初期臨床研修
2008年	同大学眼科入局
2009年	独立行政法人国立病院機構災害医療センター眼科
2012年	日本大学大学院医学研究科卒業 同大学,助教
2013年	同愛会病院眼科,部長 日本大学社会医学系衛生学分野,兼任講師
2014年	同大学眼科,助教
2017年	フランス・パリ・ラリボワジエール病院眼科 国立研究開発法人宇宙航空研究開発機構,客員研究員
2018年	京都大学大学院工学研究科,非常勤講師
2019年	慶應義塾大学眼科学教室,特任講師

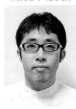

遠藤　高生
（えんどう　たかお）

2007年	大阪大学卒業 日本生命済生会附属日生病院,研修医
2008年	大阪大学医学部附属病院,研修医
2009年	同大学眼科入局
2010年	社会保険紀南病院眼科,医員
2012年	大阪大学医学部附属病院眼科,医員
2017年	同大学大学院修了 大阪母子医療センター眼科,診療主任
2020年	同,医長

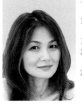

海道美奈子
（かいどう　みなこ）

1991年	産業医科大学卒業 同大学眼科学教室
1995年	東京歯科大学市川総合病院眼科学教室
1996年	日立製作所(株),産業医
1998年	和田眼科医院
2004年	慶應義塾大学眼科学教室,非常勤医師
2012年	同大学大学院医学研究科卒業,博士号取得 同大学眼科学教室,非常勤講師
2015年	和田眼科医院,副院長

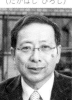

髙橋　広
（たかはし　ひろし）

1975年	慶應義塾大学卒業 同大学眼科入局
1980年	同,助手
1986〜1987年	カナダ・ブリティッシュコロンビア大学,訪問研究員
1989年	産業医科大学眼科学講座,講師
1993年	同,助教授
2000年	柳川リハビリテーション病院眼科,部長
2008年	北九州市立総合療育センター眼科,部長

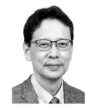

尾花　明
（おばな　あきら）

1983年	大阪市立大学卒業
1987年	同大学大学院医学研究科外科系眼科学修了 同大学医学部,助手
1990年	大阪市在外研究員として独国ミュンヘン大学眼科病院へ出張
1992年	大阪市立大学医学部,講師
1999年	同,助教授
2003年	浜松医科大学光量子医学研究センター光化学治療寄附研究部門(現:光尖端医学教育研究センターフォトニクス医学研究部門分光応用寄附研究室),客員教授 聖隷浜松病院眼科,部長
2004年	
2018年	島根大学眼科,臨床教授 大阪市立大学大学院医学研究科,客員教授

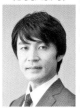

小島　隆司
（こじま　たかし）

1998年	名古屋大学卒業 社会保険中京病院
2000年	同病院眼科,医員
2005年	米国ハーバード大学Massachusetts Eye and Ear留学
2006年	米国イリノイ大学眼科留学
2012年	慶應義塾大学医学部医学研究科卒業,博士号取得 岐阜赤十字病院眼科,主任部長
2017年	慶應義塾大学眼科,特任准教授 岐阜赤十字病院眼科,非常勤医師 名古屋アイクリニック,角膜屈折矯正分野担当医

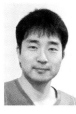

永田　竜朗
（ながた　たつお）

2000年	産業医科大学卒業 同大学眼科学教室入局 同大学病院,産業医学研修 (期間中,福岡徳洲会病院,小波瀬病院,JR九州病院へ出向)
2008年	同大学大学院医学研究科卒業 株式会社麻生,専属産業医
2010年	産業医科大学眼科学教室,助教
2014年	同,講師
2018年	Massachusetts Eye and Ear Infirmary留学
2019年	九州労災病院眼科,部長

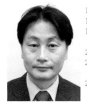

近藤　寛之
（こんどう　ひろゆき）

1988年	千葉大学卒業 虎の門病院眼科レジデント
1992年	福岡大学眼科
1995年	米国マイアミ大学留学
1999年	九州大学遺伝情報実験施設
2003年	福岡大学眼科,講師
2010年	産業医科大学眼科,准教授
2013年	同,教授

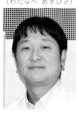

渡部　晃久
（わたなべ　あきひさ）

2005年	産業医科大学卒業 同大学眼科入局
2005年	高邦会高木病院,初期研修
2007年	産業医科大学眼科
2012年	小波瀬病院眼科 西日本産業衛生会
2014年	産業医科大学眼科,助教

職業性眼障害のマネージメント

編集企画／産業医科大学教授　近藤寛之

Monthly Book OCULISTA

編集主幹／村上 晶　高橋 浩

CONTENTS

「OCULISTA」とはイタリア語で眼科医を意味します．

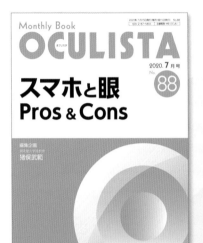

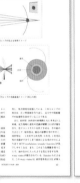
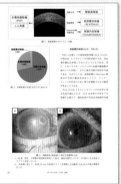
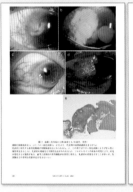
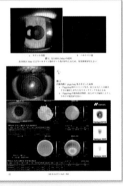
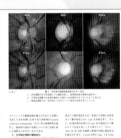

MB OCULI. No. 91：1-6, 2020

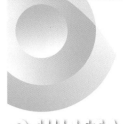

特集／職業性眼障害のマネージメント

VDT と眼精疲労：
屈折矯正の観点から

OCULISTA

小島隆司*

Key Words： VDT，調節緊張(accommodative excess)，調節痙攣(accommodative spasm)，眼精疲労(eye strain)，屈折矯正手術(refractive surgery)，遠近両用眼鏡(bifocal glasses)，遠近両用コンタクトレンズ(bifocal contact lens)

Abstract：現代社会では VDT 作業は不可欠なものとなり，VDT 作業者は眼精疲労から眼の疲れや痛みを訴えることが多いことが報告されている．このため VDT 作業者の屈折異常を矯正する際には眼精疲労を十分に考慮した屈折矯正が必要となる．屈折矯正には眼鏡，コンタクトレンズによる従来からの方法と，屈折矯正手術による方法がある．調節緊張，調節痙攣の状態を把握するのに調節機能ソフトウェアを用いた検査は毛様体筋の緊張を他覚的に評価が可能で有用である．VDT 作業者の屈折矯正では，雲霧法を用いた正確な屈折検査で本来の屈折異常の度数に近づける矯正を行うことに加え，眼精疲労が強い場合には遠近両用眼鏡や遠近両用コンタクトレンズを用いて調節反応を弱めることが重要である．屈折矯正手術は有用であるが，矯正度数の決定には慎重を期するべきである．術前検査では，調節麻痺薬を用いて屈折を正確に測定し，術後に眼精疲労の原因となりうる遠視化を避けるようにする必要がある．

はじめに

今から 10 年前に，事業所，企業を対象に行われた全国規模の厚生労働省の調査では，1 日あたり 4 時間以上の visual display terminal(VDT)作業を行う人が 46.7％存在し，1 日 6 時間以上の作業を行う人が 25.0％とされ，1 日 4 時間以上の VDT 作業を行うと，眼の疲れや痛みを訴える人が 90％以上存在することが明らかになっている[1]．昨今では医療業界にも電子カルテ等，デジタル端末の普及が進んでおり，多くの職業で VDT 作業は必要不可欠なものとなっている．仕事中の VDT 作業に加えて，最近はスマートフォンやタブレット等，家庭で使用するデジタル端末も普及しており，従来より VDT 作業に費やされる時間は，はるかに長くなっている．

眼科診療において屈折矯正は非常に重要であり，屈折矯正方法も手術を含めさまざまな選択肢が登場している．本総説では VDT 作業者，眼精疲労や調節緊張のある患者に対して，どのように屈折矯正方法や治療方法の選択があるのかを解説し，患者の症状や眼の状態に対して負荷の少ない屈折矯正をいかに行っていくかを解説していく．

VDT 関連眼精疲労・調節痙攣の評価

屈折異常の矯正を行う前は，VDT 関連眼精疲労や調節痙攣が隠れていないか，問診を十分に行うことが重要である．1 日の VDT 作業時間だけでなく，連続作業時間，家庭でのスマートフォン等の使用時間を問診で聞くのが望ましい．また眼疲労感や眼痛，近見障害等が起きていないかを問診する．

* Takashi KOJIMA，〒160-8582　東京都新宿区信濃町 35　慶應義塾大学医学部眼科学教室，特任准教授／〒456-0003　名古屋市熱田区波寄町 25-1　名鉄金山第一ビル 3F　名古屋アイクリニック，角膜屈折矯正分野担当医

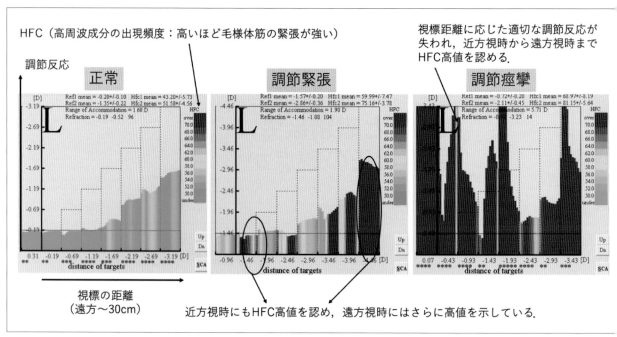

HFC（高周波成分の出現頻度：高いほど毛様体筋の緊張が強い）

視標距離に応じた適切な調節反応が失われ，近方視時から遠方視時までHFC高値を認める．

調節反応

視標の距離
（遠方～30cm）

近方視時にもHFC高値を認め，遠方視時にはさらに高値を示している．

図 1. 調節機能測定ソフトウェア AA-2 で測定した正常眼，調節緊張，調節痙攣の代表的検査所見

次に眼鏡やコンタクトレンズを使用している患者ではその度数を確認し，自覚屈折値と比較し過矯正になっていないか，普段の作業内容に合った度数かどうかを確認する．昨今，コンタクトレンズをインターネットで購入しているケースが多く，過矯正のまま使用しているケースも多い．遠視眼においては，調節麻痺下の屈折検査を行い正確な度数を把握することが重要である．調節反応を他覚的に評価できる検査ソフトウェア（AA-2，ニデック社）は，患者の調節反応の状態が多角的に評価でき，非常に有用である[2]．図1に正常者，調節緊張，調節痙攣の患者の典型的な検査結果を示す．この器機はオートレフケラトメーターにオプション設定されているソフトウェアで，調節負荷をかけたときの調節反応の高周波成分を評価することによって，毛様体筋の緊張状態の検査が可能である[3]．問題点としては，レンズ負荷によって調節負荷を行っているため，患者の調節反応がしっかり出ていないと適切な評価は難しい．

屈折矯正方法の選択

一般的に屈折異常を矯正する方法には，従来からある非手術による方法と最近普及しつつある手術による矯正法がある．従来からある非手術による方法としては，眼鏡とコンタクトレンズがある．眼鏡は単焦点と遠近両用のものがあり，遠近両用には2重焦点，3重焦点，累進屈折型がある．

コンタクトレンズは，単焦点と遠近両用のものがあり，最近は遠近両用のコンタクトレンズの進歩が著しく，extended depth of focus（EDOF）タイプといわれる焦点深度拡張型のものも発売されており選択肢が広がっている．

手術による方法は大きく2つに分けられる．1つはレーシックに代表されるレーザー角膜屈折矯正手術である．もう1つは眼内レンズによって屈折異常を矯正する有水晶体眼内レンズである．本邦で唯一厚生労働省の認可がある有水晶体眼内レンズは implantable collamer lens（ICL）である．これらの手術に関して患者への説明で困らないように，それぞれの利点，欠点をしっかり把握しておくことが重要である．レーザー角膜屈折矯正手術は，世界で最も数多く行われている主要な屈折矯正手術である．角膜をレーザーで切除するために，ドライアイを惹起するリスクがある．また軽度から中等度近視に関しては，有水晶体眼内レンズと大きな差はないが，高度近視以上になると術

後高次収差の増加によって夜間視の問題やコントラスト感度低下等の問題が生じうる．有水晶体眼内レンズは，眼内手術であり，水晶体に近い場所での手術となるため，熟練した眼内手術の技術が必要である．その一方，手術後の合併症のリスクは低く，軽度から強度近視まで，良好な手術成績が報告されている．レーザー屈折矯正手術と比較すると，高度近視以上では視機能が高いことが報告されている[4]．またレンズを入れ替えることも可能で，屈折異常の変化によりレンズ交換が可能な点も利点である．また，屈折矯正手術ガイドラインにおいて，角膜の脆弱性疾患である円錐角膜においては，レーザー角膜屈折矯正手術は禁忌となる一方，軽度で非進行の状態であれば有水晶体眼内レンズでの矯正は慎重適応とされる．

屈折矯正を行う際に注意する点

VDT 作業者で屈折異常の矯正希望で患者が来院したら，上述したように問診を行い，自他覚の屈折検査を行う．自覚検査では雲霧法を用いて，弱い度数から負荷していく．過矯正の判断に赤緑試験がよく用いられるが，調節力がある場合には調節によって見え方が変化してしまうので，過矯正かどうかの判断は難しいことも多い．ただし，調節麻痺薬使用時や眼内レンズ眼に対しては有用な検査方法である．

筆者のように屈折矯正手術を専門として行っていると，初診時から屈折矯正手術希望で患者が来院する．その際に手術を受けたい動機をまずよく聞くようにしている．患者は時として，眼疲労感等の症状の原因が眼鏡やコンタクトレンズにあると思い込んで受診する．眼が疲れやすい，眼が重い，近くが見えづらい等の症状がある場合は，しっかり検査を行って屈折異常だけでなく，普段から過矯正になっていないか，眼精疲労や調節痙攣を伴っていないかどうかを判断する．また詳しくは次稿に譲るが，VDT 作業者にはドライアイを高率で伴うことが多く，最近の研究ではドライアイそのものが眼精疲労の原因になりうることが示されている[5]．このため，屈折検査だけでなく，ドライアイの評価も重要である．

＜外斜位，間欠性外斜視を伴う場合の注意点＞

外斜位や間欠性外斜視を伴う場合は，輻輳反応が起こり，輻輳と調節は連動しているため調節反応が起こる．これにより，両眼視では近視化するため，片眼ずつの検査で屈折矯正を行うと両眼視では近視になり患者が視力不良，眼精疲労を訴えることがある．斜視角が小さければ，プリズム眼鏡で輻輳努力を補助してあげることで，輻輳調節反射を起こりにくくすることにより治療が可能である．眼鏡で矯正できない斜視角の場合は，斜視手術も考慮する．このような症例は屈折矯正手術のみでは，症状の改善は得られないため，術前検査での眼位検査は必須である．

眼精疲労，調節痙攣を伴う
患者に対する屈折矯正法

非手術的な方法が第一選択である．患者の眼鏡やコンタクトレンズが過矯正の場合は，雲霧法を用いて，場合によっては調節麻痺薬点眼（シクロペントラート，サイプレジン®）を使用し，本来の屈折を確認する．これまで過矯正の状態で慣れてきた患者を適切な度数の矯正に戻すのは，言うのは簡単であるが，実際は困難なことが多い．すなわち，度数を落とした眼鏡を処方すると，患者は見えづらいと訴えトラブルになることがあるため，患者には調節麻痺下にて度数を落とした眼鏡でも十分に見えることを体感させ，治療として度数を落とすことが必要であることをしっかりと説明する必要がある．この方法でも同様の状態に陥るようであれば，遠近両用眼鏡（累進屈折型）を処方し近方視を行う場合の調節力を少なくすることも選択肢となる．同様の原理で，遠近両用コンタクトレンズも適応となる．ただし，コンタクトレンズの場合は同時視であるため，遠方の見え方の質が悪くなることが多いため，第一選択としては眼鏡を考慮する．

適切な眼鏡，コンタクトレンズの使用にもかか

わらず，眼精疲労，調節緊張が改善しない場合は，点眼薬での治療を行う．筆者は検査用のアトロピンを100倍希釈した自家調整0.01％アトロピン点眼薬を就寝前に1回処方し，患者の眼の状態と処方した眼鏡の度数が合うようにしている．

眼精疲労，調節痙攣を伴っていると判断した場合は，手術による屈折矯正は避けたほうが良い．この状態で手術をしてしまうと，過矯正の度数で矯正度数が決定されてしまい，患者は症状が改善しないばかりか，かえって悪化する場合もありうる．上述した治療で眼精疲労，調節痙攣が改善して，適切な眼鏡で生活が可能な場合は手術の適応と考える．

屈折矯正手術前における屈折検査のポイント

屈折矯正手術は，上述した非手術的な方法に比較して，後から度数の調整が難しいため，手術前の検査が非常に重要となる．筆者は，どのような屈折矯正手術においても，調節麻痺薬を使用した屈折検査を行うようにしている．これによって過矯正を予防できることや，検査員にとっても度数決定のストレスが軽減する．

過去に，レーシック後の過矯正について世間で問題になったことがある．手術の誤差によって低矯正になるリスクを避けるために，やや過矯正気味に矯正したほうが患者の満足度も高く，クレームも少ないと考えて手術が施行された可能性があり，術後患者が眼精疲労や近見障害を訴え問題になった．屈折矯正手術の基本として過矯正を狙うことは避けるべきである．屈折矯正手術には生体誤差が伴うため，通常に手術を行っても過矯正側に誤差が生じることがあり，過矯正を狙うと，誤差によってさらに過矯正になるリスクがあるためである．屈折矯正手術における誤差の可能性，術後低矯正になる可能性，過矯正の問題は屈折矯正手術を行ううえでは起こりうる可能性があり，しっかり術前に患者に説明して納得いただける方に手術を行えば，このような問題は避けられると思う．

症例検討

症例 1：眼科手術後の不同視による眼精疲労

63歳，男性．10か月前に他院で左眼の黄斑前膜に対して硝子体切除術と白内障手術の同時手術を受けた．以前から両眼ともに近視で眼鏡を使用していた．手術前に目標度数の説明はなく，術後メガネを合わせたが，フワフワする感じがずっと続いている．事務仕事でパソコンを使用することも多く，眼が非常に疲れる．他院でコンタクトレンズも処方してもらったが，乾燥感が強く長時間使用できない．このままでは仕事もできず，日常生活にも困っているので何とかしてほしい．

＜現　症＞

視　力：VD＝0.1（1.5×S－4.5 D：Cyl－1.5 D Ax80）

VS＝0.4（1.5×S－1.25 D：Cyl－0.5 D Ax90）（IOL眼）

所持眼鏡：R）－3.5 D：Cyl－1.25 D Ax85

L）－1.5 D：Cyl－0.75 D Ax100

右眼には白内障を認めず，左眼は眼内レンズが挿入されており，黄斑部にはOCTにてわずかに不正を認めた．またアムスラーチャートにて中心にわずかに歪みを認めた．

コンタクトレンズで左右差をなくして矯正すると，フワフワした違和感も感じなくなったことから，不同視による症状が原因と思われた．患者はコンタクトレンズ以外の矯正を希望されたため，屈折矯正手術で矯正することになった．このとき，ターゲットをどこに合わせるかに関して十分な時間をとって，コンタクトレンズを用いてシミュレーションを行い，最終的にはパソコン作業もしやすい左眼に合わせる度数に合わせることとなり，右眼にレーシックを施行することになった．右眼の白内障手術の選択肢もお話ししたが，患者は希望されなかった．患者には屈折矯正手術の度数ずれにより，必ずしもシミュレーション通りにならない可能性も説明した．

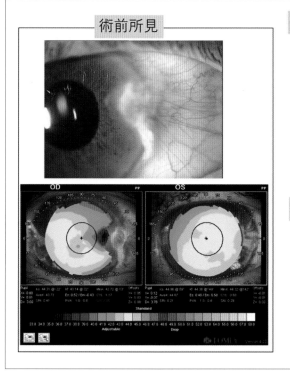

術前所見

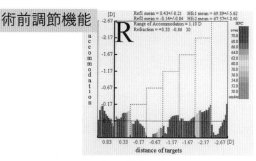

術前調節機能

IOL眼のため調節反応は認められないが，遠方〜近方視標に対してHFCの高値を認める．

術後調節機能

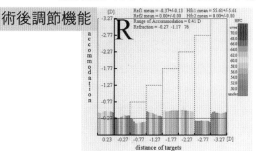

遠方〜近方視標に対してHFCの改善を認める．

図 2. 症例 2 の翼状片術前後の調節機能測定ソフトウェア AA-2 の変化

＜術後 3 か月＞

視　力：VD＝0.3(1.5×S－1.25 D：Cyl－0.5 D Ax90)（レーシック後）

VS＝0.3(1.5×S－1.25 D：Cyl－1.0 D Ax90)（IOL 眼）

パソコン作業は眼鏡なしで，疲れることもほとんどなく行えるようになり，満足していた．遠方眼鏡も処方した．

＜症例のまとめ＞

本症例の場合，患者が右眼の度数に合わせることを希望した場合は，左眼を屈折矯正することになる．左眼は眼内レンズ眼であるため，レーザー屈折矯正手術だけでなく，アドオンレンズも選択肢に入ると思われる．このような症例は十分なシミュレーションを日常生活のなかで行い，快適な度数をしっかり決めることが重要と思われる．

症例 2：68 歳，女性．PC を使用した事務仕事を 1 日 6 時間程度行う．3 年前に他院で両眼白内障手術を受けた．2 年ほど前から右眼が非常に疲れるようになり，仕事を続けるのが辛い．

細隙灯顕微鏡所見：両）眼内レンズ挿入眼，

BUT）右 2 秒，左 6 秒，右眼に翼状片を認めた．

視　力：VD＝1.2×IOL(1.5×＋0.25 Cyl－0.5 A25°)

VS＝1.5×IOL(1.5×＋0.75 Cyl－0.75 A130°)

角膜トポグラフィー所見：右眼に翼状片による不正乱視を認めた．

調節機能測定ソフトウェア：右眼のみの調節緊張を認めた．

＜経　過＞

ジクアホソルナトリウム点眼処方，パソコン用眼鏡処方，低濃度アトロピン点眼処方するも症状は改善しなかった．右眼の翼状片手術を行ったところ，症状の改善および調節機能ソフトウェアの HFC の改善（図 2）を認めた．

＜症例のまとめ＞

本症例は，眼内レンズ眼であったにもかかわらず，調節緊張を認めた．翼状片手術によって，症状および所見が改善したことから，翼状片による涙液の不安定化，屈折の変動が眼精疲労の原因として疑われた．

さいごに

近年，VDT による眼精疲労は若年齢化しており，従来は考えられなかった年齢でも眼精疲労を訴えて来院されることを経験する．仕事中のパソコンの使用に加えて，スマートフォン，ポータブルのゲーム器機等，日常生活で小さい画面を凝視して行う作業も増え，眼精疲労はドライアイとともに非常に多い疾患になりつつある．我々眼科医は，このような状態に対して原因をしっかり見極め，日常眼科診療でもどのように症状を改善し患者に満足して頂けるか常に考えていく必要がある．本稿が，その際の一助になれば幸いである．

謝　辞

本稿の執筆にあたり，データ検索等にご協力頂いた名古屋アイクリニックの磯谷尚輝氏，片岡嵩博氏，洞井里絵氏に深謝します．

文　献

1) 厚生労働省：平成 20 年技術革新と労働に関する実態調査．VDT 作業における身体的な疲労や症状をもつ労働者の割合．
2) 梶田雅義：調節機能測定ソフトウェア AA-2 の臨床応用．あたらしい眼科，**33**(3)：467-476, 2016.
3) Gray LS, Winn B, Gilmartin B：Effect of target luminance on microfluctuations of accommodation. Ophthalmic Physiol Opt, **13**(3)：258-265, 1993.
4) Igarashi A, Kamiya K, Shimizu K, et al：Visual performance after implantable collamer lens implantation and wavefront-guided laser in situ keratomileusis for high myopia. Am J Ophthalmol, **148**(1)：164-170. e1, 2009.
   Summary 高度近視眼においては，ICL 手術は LASIK よりも高次収差の惹起が小さいことを示した論文．
5) Kaido M, Kawashima M, Shigeno Y, et al：Relation of accommodative microfluctuation with dry eye symptoms in short tear break-up time dry eye. PLoS One, **12**(9)：e0184296, 2017.

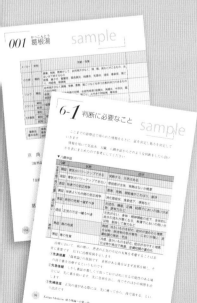

MB OCULI. No. 91 : 8−15, 2020

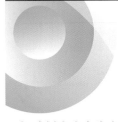

特集／職業性眼障害のマネージメント

VDT と眼精疲労：
ドライアイの観点から

海道美奈子*

Key Words : BUT 短縮型ドライアイ(short BUT dry eye)，涙液安定性(tear film stability)，眼精疲労(ocular fatigue)，調節微動(microfluctuation)，実用視力(functional visual acuity)

Abstract : VDT の長時間使用は眼精疲労やドライアイを引き起こす．特に，BUT 短縮型ドライアイは VDT 作業者に高頻度に認められる．涙液安定性が低下している状態では遠方視における調節微動が出現しやすく，また光が散乱しやすいという特徴がある．この調節微動出現頻度の増加やディスプレイから発せられるブルーライトの散乱が眼精疲労を誘発させる可能性があると考えられる．このことから，涙液安定性の改善を促す治療を積極的に行うことが重要である．

はじめに

　高度情報化社会に伴い，若年者から高齢者の幅広い年齢層でパソコン(PC)やタブレット，スマートフォン等の利用が急速に拡大している．ディスプレイを長時間見ることにより眼精疲労や首，肩，腰等の痛み，さらには不眠や抑うつ状態等の精神症状を引き起こす．いわゆる VDT 症候群が社会的問題になっている．厚生労働省「平成20 年技術革新と労働に関する実態調査結果」の報告によると，身体的な疲労や症状がある VDT 作業者は全体の約 70% で，そのうち約 90% は目の疲れやドライアイ等，眼症状を訴えるとしている．また近年，長時間の VDT 作業によるブルーライト曝露の身体への影響がわかってきているが，本稿では VDT 作業により生じるドライアイ，ドライアイと調節微動の関係，またドライアイとブルーライトの関係について述べたい．

* Minako KAIDO，〒160-8582　東京都新宿区信濃町
　35　慶應義塾大学医学部眼科学教室，非常勤講師

VDT 作業環境

　VDT 症候群を予防するには PC を使うときの姿勢が重要である．図 1 に推奨される姿勢を示す．
　ディスプレイやキーボードを適切な位置に置く必要がある．ディスプレイ位置は上端が目の位置より少し下になるように調節し，ディスプレイと目の距離は 40〜50 cm が望ましい．外光や照明の光が映り込まないように画面の角度調整も行う．キーボードは身体から遠い位置に置くと，肘から先の前腕を机の上に乗せて上半身を支えるため，首や肩への負担が増加し，首や肩の痛みを引き起こしやすい．逆に，身体に近い位置に置くと手首を机に乗せてしまい，手首の神経や筋肉を圧迫しやすく，手根管症候群を引き起こしてしまう．ノート PC はディスプレイとキーボードが一体化されているため，個々の調整が難しく姿勢が悪くなりやすい．デスクトップ PC の操作時よりも頭を下に向けるため，身体を近づけすぎないようにする．また，キーボードが好みの角度になるように調節するのが望ましく，脚がない場合は本等をノート PC の下にかませると良い．キーボードの

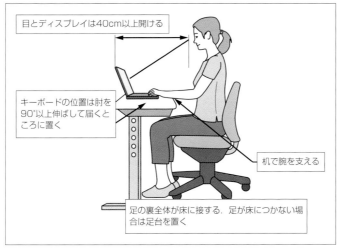

図 1. パソコン使用時の姿勢

手前に手首を休ませるパームレスト，アームレストの空間を確保するのも良い．

椅子の高さにも留意する．椅子が低いとキーボードを手前に置き PC を操作してしまうが，その場合，肘を曲げ手首を机に置くことにより体を支えるため，手根管症候群の原因になりうる．肩も上がってしまい，首や肩への負担も増える．一方，椅子が高いと下を向いた状態になり，首に負担がかかりやすい．逆に，キーボードを身体から離し背もたれにもたれるように座ると，肘が伸び，肩が上がるため，肩や首前面に負担をかけてしまう．脚は足裏全体が床に接するようにする．

VDT 作業とドライアイ

VDT 作業を行うオフィスワーカーを対象にした調査によると，約 60％でドライアイが認められた[1]．また，ドライアイ患者の約 60％に眼精疲労の症状があり，眼精疲労を訴える患者の約 60％はドライアイであるとされる．

ドライアイは涙液分泌減少型ドライアイと蒸発亢進型ドライアイ（BUT 短縮型ドライアイ）に分類される．涙液分泌減少型ドライアイでは角結膜上皮障害を伴い，目の痛みや異物感，乾燥感等の症状を呈することが多い（図 2-a）．一方，BUT（break up tear film）短縮型ドライアイは上皮障害をほとんど認めないにもかかわらず症状が比較的強いのが特徴で（図 2-b），オフィスワーカーや

コンタクトレンズ装用者等に多くみられる．VDT 作業では集中してものを見るため瞬きは減り，また読書等に比べ見ようとする画面が上方に位置するため開瞼幅が拡大し眼表面の涙液が蒸発しやすい．そのため，BUT 短縮型ドライアイが発症しやすいと考えられる．また，長時間の VDT 作業は涙腺の腺房上皮細胞の分泌顆粒の分泌が抑制されることが報告されており[2]，慢性的に瞬目が抑制されると涙腺の機能不全を起こし，涙液分泌をも抑制されると考えられる．ドライアイの症状には目の不快感や乾燥感，羞明等があるが，BUT 短縮型ドライアイの特徴的な症状は眼精疲労である．症状の程度は涙液分泌減少型ドライアイと同等で，時に点眼治療のみでは症状の改善が認められない難治例もあり，近年では神経障害性疼痛との関連性が指摘されている．

眼精疲労と調節微動

眼精疲労の原因の 1 つに調節異常がある．ものを見るとき水晶体の厚さを調節してピントを合わせるが，このとき水晶体は微細な揺れを伴っている．この微細な揺れを調節微動という．調節微動は正弦波様の揺れとして観察され，周波数の値により低周波成分（low frequency component：LFC）と高周波成分（high frequency component：HFC）に分類される．近方の視標を見るとき調節が働くが，眼は過調節と低調節を繰り返し焦点を

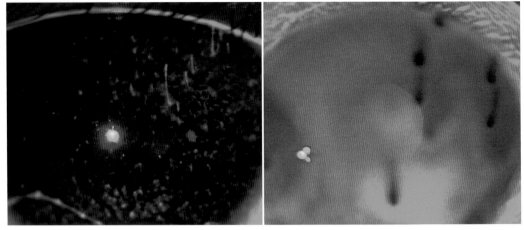

図 2. ドライアイの角膜染色所見　　　　　　　　　a|b
a：涙液分泌減少型ドライアイ. 眼表面には涙液が乗っておらず, 上皮障害と
　糸状物が見られる.
b：BUT 短縮型ドライアイ. 角膜の染色はなく, ドライスポットが見られる.

微細に合わせる. このとき 0.6 Hz 未満の比較的ゆっくりした揺れ, つまり LFC が出現する. このように LFC は調節に直接関連するといわれている. 一方, 1.0～2.4 Hz の比較的早い揺れである HFC の役割については定説がなく, 議論されているのが現状である. Kajita らはこの HFC の調節微動が眼精疲労に関連しており, さらに HFC の調節微動を調節安静時の微動(HFC1)と調節時の微動(HFC2)に分類して観察したところ, 特に HFC1 が眼精疲労に関与していると報告している[3].

調節微動の測定にはニデック社の AA-1(図 3-a)や AA-2, ライト製作所の Speedy-K の調節微動解析装置がある. これらは調節微動の HFC に着目し, 視標距離を遠方から近方に移動させ(図 3-b, c), 視標を注視したときの屈折値を測定すると同時に, HFC の出現頻度を検出する. 結果は Fk(Frequency of Kinetic reaction)-map と呼ばれる棒グラフによって表示される. グラフの横軸は視標位置を, 縦軸は視標を注視したときの被験者の屈折値を, そしてグラフの色は HFC の出現頻度を表している. HFC の出現頻度はパワースペクトルとして表され, 単位はない. パワースペクトルの値により緑色～赤色のグラデーションで表示される. さらに, HFC1 と HFC2 の値も表示さ

れる. HFC1 は遠見作業時の調節として 0～0.75 D の負荷時の値であり, HFC2 は近見作業時の調節で -1.0～-3.0 D の負荷時の値である.

正常眼と老視眼の典型的な Fk-map を図 4 に表示する. 正常眼の場合, 遠方視標から近方視標を注視したとき, 調節機能は正常で右上がりの棒グラフとなり, 調節微動の出現はなく緑色を呈している(図 4-a). 老視の場合, 調節機能はないため棒グラフは横ばいであるが, 調節微動の出現はなく緑色を呈する(図 4-b).

BUT 短縮型ドライアイと調節微動

筆者らは BUT 短縮型ドライアイの典型的な症状が眼精疲労であることより, 涙液安定性と調節微動が関連しているのではないかという仮説を立て, これを検証した. BUT 短縮型ドライアイ患者に対し, ドライアイ治療前後の涙液機能・眼表面所見, 実用視力, 調節微動を比較し, また治療後の自覚症状の改善度について検討した. 涙液安定性が低下している状態では光学的質が低下し, 視力の連続測定により視機能を評価する実用視力は低下していることが知られている. 一方, BUT 短縮型ドライアイの Fk-map では赤色を呈し, 調節微動の出現頻度が高いことがわかった. ドライアイ治療により涙液安定性が改善されると, ドライ

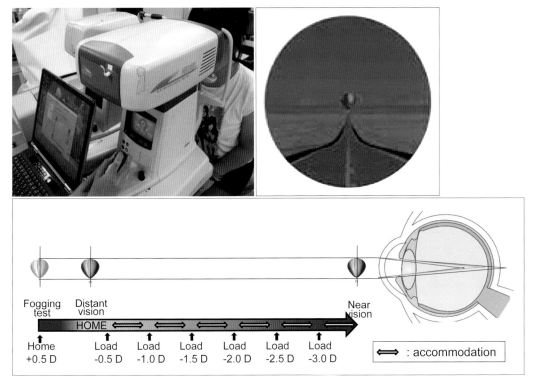

図 3. 調節微動測定装置

a b
c

a：ニデック社の AA-1
b：内蔵されている視標
c：測定メカニズム．視標が遠方から近方に移動した時の
　屈折を連続測定する．

（文献 5 より一部改編）

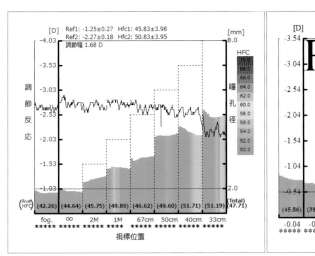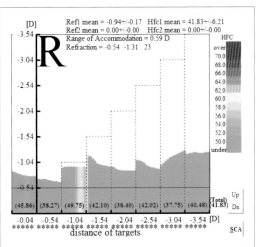

a b

図 4. Fk（Frequency of Kinetic reaction）-map

a：正常眼．右上がりの棒グラフで色調は緑色である．
b：老視眼．棒グラフは横這いで色調は緑色である．

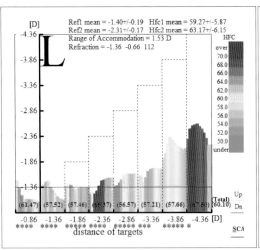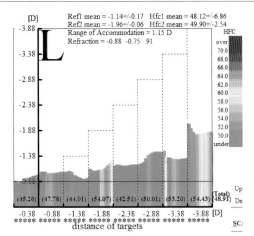

図 5. BUT 短縮型ドライアイの治療前後の調節微動　　　　　　　　a｜b
　a：治療前. 遠方視および近方視で黄色〜赤色の色調を呈しており,
　　調節微動の出現頻度が高い.
　b：治療後. 緑色の色調となり, 調節微動の出現頻度は低下している.

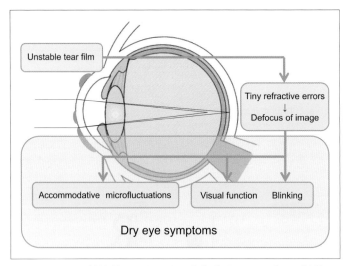

図 6. BUT 短縮型ドライアイの症状発現メカニズムの仮説
（調節微動の観点から）
涙液安定性の低下が眼光学的質を低下させ, 網膜像に乱れが生じる.
これが, 調節微動や視機能, 瞬目に影響を及ぼすと考えられる.
（文献 5 より一部改編）

アイ症状や実用視力は改善され, 調節微動の出現頻度は低下が認められた（図5）[4]. 特にドライアイ治療による調節微動に対する効果は調節負荷がかかっている近方視ではなく遠方視で認められる. このことから, BUT 短縮型ドライアイと調節微動には密接な関連性がある可能性が示唆された. しかも, この現象は調節機能の低下のある老視眼でも認めた. そこで, BUT 短縮型ドライアイと正常眼の調節微動を比較してみると, BUT 短縮型ドライアイでは正常眼に比べ HFC1 が有意に高いことが示され, 涙液安定性と調節微動の遠見時の調節微動に関連性があることが確認された[5].

　調節微動の発生機序としては, 不安定な涙液による光学的質の低下が網膜像のボケを惹起し, 調節機能に負荷をかけ調節微動が出現しやすくなる. これが, 眼精疲労の原因と推測される（図6）.

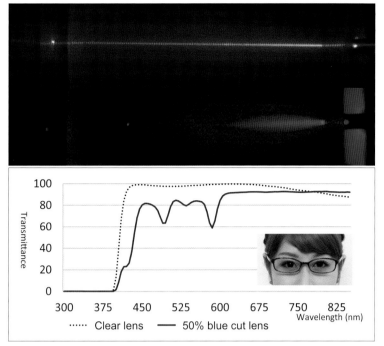

図 7. 光の散乱とブルーライトカット眼鏡の光透過率
a：レッドライトとブルーライトの散乱光
b：ブルーライトカット眼鏡の光透過率
（文献 8 より一部改編）

若年者では毛様体筋の痙攣に伴い水晶体の厚みに振動様の動きをきたし調節微動が生じ，そしてこの現象が眼精疲労を引き起こすと推測される．一方，なぜ弾性のない水晶体眼で調節微動を生じるのか．それを解く鍵として眼内レンズ挿入眼における偽調節が考えられる．眼内レンズ挿入眼においてピロカルピン点眼薬等で医原性に毛様体筋の収縮をおこすと前房深度が変化することから，水晶体の弾性が低下することにより厚みが変わらなくても，つまり老視の状態においても，水晶体が前後に揺れることにより前房深度が変動し，偽調節が生じると考えられる．眼表面の涙液不安定性が毛様体痙攣を引き起こし，これに伴う前房深度の変化により調節微動が生じ，ドライアイ症状を引き起こすと推測される．シクロペントラート点眼の併用でドライアイ症状の改善が認められたという報告もあり[6]，このことからも本仮説の正当性は裏付けられる．調節微動の出現頻度の検出は眼精疲労を定量的に評価する指標となりうる可能性が示唆される．

VDT 作業とブルーライト

LED ディスプレイはブルーライトを発するが，長時間の VDT 作業によりブルーライトの曝露量が増加する．ブルーライトは高エネルギー可視光線であり，白内障，網膜症（加齢性黄斑変性症）の発症に関与することが知られる．また，381～500 nm の短波長であるため空気中のほこりや水分により散乱しやすい特性があり（図7-a），まぶしさやチラつきの原因になり，眼精疲労を引き起こす可能性があると考えられる．

ドライアイと散乱

散乱の測定はドライアイの光学特性を評価することができる．Kobashi らは optical quality analysis system（OQAS, Visiometrics 社）を用いて眼表面の涙液と散乱との関係について，前方散乱を測定することで BUT 短縮型ドライアイの光学的質を検討している．瞬目直後では正常眼と BUT 短縮型ドライアイの散乱値には差がないのに対し，開瞼維持5秒間および10秒間抑制して眼表面涙液

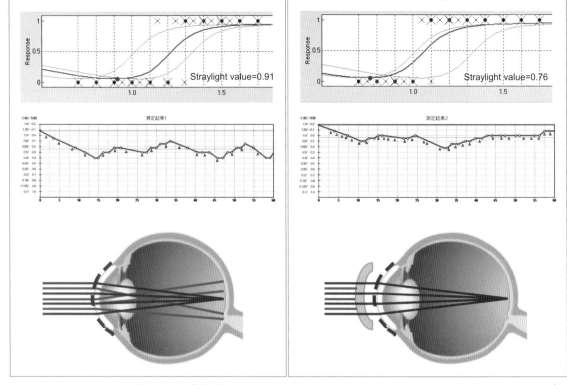

図 8. BUT 短縮型ドライアイのブルーライトカット眼鏡装用の
実用視力と散乱への影響

a｜b

a：眼鏡非装用時
b：眼鏡装用時
散乱光はブルーカットにより赤い曲線は左にシフトし，Straylight 値が
0.91 から 0.76 と低下し，実用視力も改善が認められた．

（文献 8 より一部改編）

に負荷をかけた状態で散乱値を測定したところ，ドライアイは正常眼に比較し有意に散乱値が高いことを示した[7]．

BUT 短縮型ドライアイとブルーライト

BUT 短縮型ドライアイでは正常眼に比較し散乱値が高いことを前述したが，筆者らは特にブルーライトに着目し，ブルーライトの曝露とドライアイの視機能との関係について検討した．BUT 短縮型ドライアイのブルーライトカット眼鏡装用（図7-b）の影響を実用視力と C-Quant（Oculus 社）の散乱測定機器を用いて評価したところ，眼鏡装用で実用視力は改善し，散乱値は減少する傾向を示した（図8）[8]．BUT 短縮群ではブルーライトをカットすることで散乱を抑え，視機能が改善したと考えられる（図8）．このことから，眼精疲労の予防にブルーライトカット眼鏡をかけたり，液晶ディスプレイ表面にブルーライト低減フィルムを貼る等してディスプレイから発せられるブルーライトをカットすることで眼精疲労を軽減させることができると考えられる．

おわりに

情報化社会による環境変化に伴い，BUT 短縮型ドライアイは増加傾向にあり，その認知度も高まっている．しかし一方で，角結膜所見を伴わないため軽症例としてとらえられやすく，その治療も軽視されがちである．涙液安定性の低下は調節や散乱と関連があり，眼精疲労等のドライアイ症状の引き金になる可能性があることより，涙液安定性の改善を促す治療を積極的に行うことが重要であると考えられる．

文　献

1) Uchino M, Yokoi N, Uchino Y, et al：Prevalence of dry eye disease and its risk factors in visual display terminal users：the Osaka study. Am J Ophthalmol, **156**(4)：759-766, 2013.

2) Kamoi M, Ogawa Y, Nakamura S, et al：Accumulation of secretory vesicles in the lacrimal gland epithelia is related to non-Sjögren's type dry eye in visual display terminal users. PLoS One, **7**(9)：e43688, 2012.

3) Kajita M, Ono M, Suzuki S, et al：Fukushima Accommodative microfluctuation in asthenopia caused by accommodative spasm. J Med Sci, **47**：13-20, 2001.

4) Kaido M, Kawashima M, Ishida R, et al：Severe symptoms of short tear break-up time dry eye are associated with accommodative microfluctuations. Clin Ophthalmol, **11**：861-869, 2017.
   Summary　BUT 短縮型ドライアイの点眼治療で涙液安定性が改善されると調節微動の出現頻度は低下し，症状の改善につながることを示した文献.

5) Kaido M, Kawashima M, Shigeno Y, et al：Relation of accommodative microfluctuation with dry eye symptoms in short tear break-up time dry eye. PLoS One, **12**(9)：2017.
   Summary　正常眼に比べ BUT 短縮型ドライアイでは調節微動の出現頻度が高いことを示した文献.

6) 山本雄士，横井則彦，東原尚代ほか：Tear film breakup time(BUT)短縮型ドライアイの臨床的特徴. 日眼会誌，**116**：1137-1143，2012.

7) Kobashi H, Kamiya K, Yanome K, et al：Longitudinal assessment of optical quality and intraocular scattering using the double-pass instrument in normal eyes and eyes with short tear breakup time. PLoS One, **8**：e82427, 2013.

8) Kaido M, Toda I, Oobayashi T, et al：Reducing Short-Wavelength Blue Light in Dry Eye Patients with Unstable Tear Film Improves Performance on Tests of Visual Acuity. PLoS One, **11**(4)：e0152936, 2016.
   Summary　涙液安定性が悪いドライアイではブルーライトをカットすることで視機能(実用視力)が改善されることを示した文献.

Monthly Book **OCULISTA**
創刊 5 周年記念書籍

好評書籍

すぐに役立つ
眼科日常診療のポイント
―私はこうしている―

■編集 大橋裕一(愛媛大学学長)／村上　晶(順天堂大学眼科教授)／高橋　浩(日本医科大学眼科教授)

日常診療ですぐに使える！
診療の際にぜひそばに置いておきたい一書です！

眼科疾患の治療に留まらず、基本の検査機器の使い方から
よくある疾患、手こずる疾患などを豊富な図写真とともに
詳述！患者さんへのインフォームドコンセントの具体例を
多数掲載！
若手の先生はもちろん、熟練の先生も眼科医としての知識
をアップデートできる一書！ぜひお手に取りください！

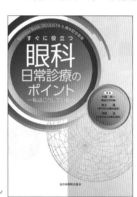

2018 年 10 月発売　オールカラー　B5 判
300 頁　定価(本体価格 9,500 円＋税)
※Monthly Book OCULISTA の定期購読には含まれておりません

Contents

全日本病院出版会　〒113-0033 東京都文京区本郷 3-16-4　Tel:03-5689-5989
www.zenniti.com　Fax:03-5689-8030

MB OCULI. No. 91 : 17-22, 2020

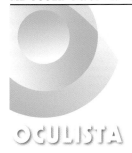

特集／職業性眼障害のマネージメント

3D モニター手術システムの視機能マネージメント
―Heads-up surgery 時代到来に向けて―

渡部晃久*

Key Words : ヘッズアップサージャリー(Heads-up surgery)，3D モニター(3D monitor)，眼精疲労(eye strain, asthenopia)，映像酔い(video sickness)，両眼視差(binocular parallax)

Abstract : 医学と工学の進歩により，3D モニターを用いた手術支援システムが，普及しつつある．眼科においても，Heads-up surgery システムを導入する施設が増えている．3D モニターを用いて，立体映像を認識させる技術として，両眼の視差を利用したライン・バイ・ライン方式が採用され，執刀医は偏光メガネをかけた状態で 4K モニターを見ながら手術を行う．「3D 映像酔い」や，調節-輻輳の乖離による眼精疲労といった 3D モニター特有の身体影響に対する注意が必要である．また，視距離，角度，瞳孔間距離，助手への配慮，latency(遅延)等，Heads-up surgery システム特有の注意点が存在する．今後，さらなる医学ならびに工学の進歩に伴い，Heads-up surgery システムが進歩するものと思われる．

はじめに

手術技術は医師の研鑽や，医学の発展により日々進歩しているが，その背景には工学系技術のサポートが存在することは間違いない．顕微鏡や内視鏡を用いて行う手術においても，工学系技術の進歩による医療機器の開発は，視認性の向上，手術侵襲の軽減，安全性や再現性の向上等，さまざまな側面で医師を支えている．

3D 映像を用いた手術支援システムは，モニター，カメラ，画像処理技術の進歩とともに，多くの分野で実用化されつつある．

内視鏡手術支援ロボット(da Vinci®)は，2009 年に本邦で医療機器として薬事承認され，泌尿器科，婦人科，胸部外科，一般消化器外科と幅広い診療科で使用されている[1]．

また，眼科の手術においても，3D モニターを用いた手術顕微鏡システム(NGENUITY®，ARTEVO800® 等)が普及しつつある．このシステムでは，執刀医は顕微鏡の鏡筒をのぞきこむ必要がなく，3D モニターを見ながら手術を行う．執刀医だけでなく，助手をはじめ手術室内の人々の頭がモニターに向いている．そのため，Heads-up surgery と呼ばれている[2]（図 1）．

本稿では，眼科領域で使用されている Heads-up surgery システムに関して，その原理とともに，執刀医への身体的影響や使用上の注意点について視機能を中心に述べる．

3D モニターの原理

3D 映像を認識させるために，顕微鏡に設置された 2 台のカメラから得られた映像をモニターに映し出し，その映像を左右の目に別々に認識させることで，3D 映像を作り出す二眼式が普及している．2 台のカメラからの映像を同時にモニター上に映し出すパッシブ方式と，時間差をつけて交互に映し出すアクティブ方式がある．アクティブ方式では，交互に映し出された映像を受け取る際

* Akihisa WATANABE, 〒807-8555　北九州市八幡西区医生ヶ丘 1-1　産業医科大学眼科学教室，助教

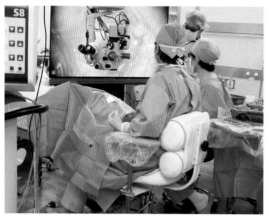

図 1. Heads-up surgery システム
執刀医は顕微鏡の鏡筒をのぞきこむ必要がなく，3Dモニターを見ながら手術を行う．執刀医だけでなく，助手をはじめ手術室内の人々の頭がモニターに向いている．そのため，Heads-up surgeryと呼ばれている．

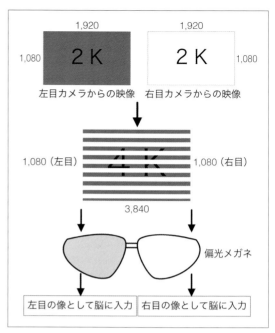

図 2. 3Dモニターシステムの模式図（ライン・バイ・ライン方式）
偏光メガネをかけてモニターを見ることで，左右の映像が，術者の左右の眼からそれぞれの映像として脳内に入力される．2Kカメラ2台の映像を，4Kモニターの横方向の走査線に上下交互に映し出すことで，3D映像として認識される．

に，シャッターが内蔵された特殊なメガネを使用する必要がある．メガネの重さやメガネと映像の同期が必要といった短所がある．

パッシブ方式には，偏光メガネを使用しない方式と，使用する方式がある．メガネを使用しない方式のほうが，メガネ装用による執刀医への制限がないが，モニターサイズを大きくできない，視聴角度や距離が制限される等の理由から，偏光メガネを使用する方式が普及している．

現在市販されているHeads-up surgeryシステムでは，パッシブ方式が採用され，2つのカメラから得られた映像を，横方向の走査線に，左右の映像を同時に交互に並べてモニターに映し出す方法（ライン・バイ・ライン方式）が用いられている．偏光メガネをかけてモニターを見ることで，左右の映像が，術者の左右の眼からそれぞれの映像として脳内に入力される（図2）．偏光メガネには，直線偏光メガネと円偏光メガネがあるが，執刀医が左右に顔を動かしても3D映像として認識できる円偏光メガネが採用されている．

現在市販されているHeads-up surgeryシステムである．アルコン社のNGENUITY®およびカールツァイスメディック社のARTEVO800®では，いずれも2台のフルハイビジョンカメラで得られた映像を，55インチ4K3Dモニターに映し出すことで，3D映像を認識させている．両者の特徴を表1にまとめた．

3Dモニターによる身体影響

1. 3D映像酔い

3Dモニター視聴時に，いわゆる「乗り物酔い」のように気分不良，めまいや吐き気を起こすことを「3D酔い」や「3D映像酔い」と呼ぶ．発生機序は必ずしも明確ではないが，その原因として視覚と平衡覚の感覚不一致説が比較的よく受け入れられている．通常我々は，両眼に入力された情報から視覚を，前庭や三半規管から得られた情報から平衡覚を形成している．視覚情報と平衡覚からの情報が異なると，感覚の不一致が生じる．この感覚の不一致に適応できなくなった状態が続くと「酔い」が生じる[3]．

例えば，遊園地のアトラクションで，大きな画面に映し出される画像に連動して座席が動くものがある．あたかも自分が動いているように，加速

	NGENUITY®	ARTEVO800®
使用モニター	55 inch, 4K, OLED, LG 製	55 inch, 4K, LCD, SONY 製
解像度	Full HD 1,920×1,080p	
3D 方式	ライン・バイ・ライン方式	
顕微鏡接眼レンズの併用	不可	可
国内販売開始	2017 年 1 月	2019 年 10 月

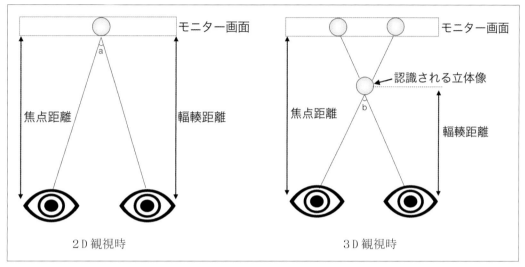

図 3. 調節−輻輳の乖離

2D 映像の観視時には，焦点距離と輻輳距離は同じになるが，3D 映像観視時には，立体像が前に飛び出すため，焦点距離と輻輳距離が一致しない．この焦点距離と輻輳距離の乖離が眼精疲労の原因となる．両眼の視線のなす角度である輻輳角は，2D 映像観視時の a 角に比べ，3D 映像観視時の b 角は大きくなる．この 2 つの角度の差(b−a)は両眼視差角と呼ばれ，両眼視差角が大きくなるほど，像は飛び出して見える．

感や，急降下するような感覚を味わうことができる．利用者のなかには，その感覚に耐えられず気分不良を訴える者がいる．これが感覚不一致によって生じる「映像酔い」である．

2．眼精疲労

すでに説明したように，3D モニターは，左右の網膜に左右のカメラから撮影した映像を投影することで，立体像を認識させている．Heads-up surgery システムでは，立体像は，モニター面よりも前に飛び出した位置に認識される．2D 映像の観視時には，焦点距離と輻輳距離は同じになるが，3D 映像観視時には，立体像が前に飛び出すため，焦点距離と輻輳距離が一致しない．この焦点距離すなわち調節力と，輻輳の乖離が眼精疲労の原因となる(図3)．調節−輻輳の乖離によって生じ

る眼精疲労を予防する方法として，15 分に 1 回は目線をモニターからそらすことを推奨する報告がある[4]．

両眼の視線のなす角度である輻輳角は，2D 映像観視時の a 角に比べ，3D 映像観視時の b 角は大きくなる．この 2 つの角度の差(b−a)は両眼視差角と呼ばれ，両眼視差角が大きくなるほど，像は飛び出して見える．

「人に優しい 3D 普及のための 3DC 安全ガイドライン」[5]によると，快適な視聴のためには，水平両眼視差角を 1° 以内にすることが推奨されている．

なお，表 1 に挙げた，2 つの Heads-up surgery システムの両眼視差角については，公表されていない．

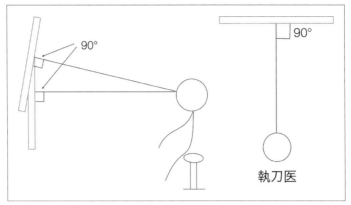

図 4. モニターを見る角度
モニターに対して，執刀医の目線が垂直になるように調整する
よう推奨されている.

Heads-up Surgery を始めるにあたって

1. 視距離

　横縦比 16：9 のモニターにおいて，解像度が 2K のモニターでは 1,920×1,080 画素，4K のモニターでは 3,840×2,160 画素というように，多数の画素が配列されている．解像度が同じ場合，モニターが大きくなるにつれて，個々の画素のサイズが大きくなるため，近づきすぎると個々の画素を認識してしまい，スムースな画像として観察されなくなる．正常視力の人間が，画素の粗を認識しない最短距離が「最短視距離」である．一般的に，最短視距離は，画面の縦の長さの 3 倍（2K の場合）や 1.5 倍（4K の場合）といわれている．Heads-up surgery システムで使用されている 55 インチ 4K モニターでの，最短視距離は約 1 m であるが，通常は最短視距離よりも少し離れたほうが疲れにくいといわれている[6]．また，2D よりも 3D 映像のほうが，最適視距離が長いといわれている[7]．Heads-up surgery システムでは，視距離は 1.2〜1.8 m と推奨されており，最終的には執刀医がより自然に見える距離で行うこととされている．

2. 角 度

　モニターと執刀医の目線のなす角度も重要である．モニターに対して，執刀医の目線が垂直になるように調整するよう推奨されている．またモニターに手術室内の照明が映り込むことで手術の妨げにならないように配慮する必要がある（図 4）．

3. 手術助手への配慮

　実際の手術においては，助手も偏光メガネを装用するが，助手にとっても快適な視距離や角度を保つ工夫が必要である．モニターと執刀医の距離や角度は調整を繰り返され，執刀医にとって，快適な状況になっていることと予想されるが，助手にとって快適な位置に設置されていない場合も多く，助手が映像酔いをし，思わぬトラブルに発展する可能性がある．また，モニターの位置が悪く不自然な姿勢で助手をしていると，腰痛等，筋骨格系への負担につながる危険性もある（図 5）.

4. 瞳孔間距離

　一定の距離で 3D モニターを観視した場合，瞳孔間距離が短く（狭く）なると飛び出し量は大きく，瞳孔間距離が長く（広く）なると飛び出し量は小さくなる．このことから，瞳孔間距離が短い（狭い）ほど，調節-輻輳の乖離が大きくなるため，眼精疲労が生じやすく注意が必要である[8]（図 6）.

5. Latency（遅延）

　Heads-up Surgery システムでは，2 つのカメラで得た画像を，3D モニターに映し出すわけであるが，モニターに表示されるまでの間，画像データは，画像処理ユニットやその間を繋ぐケーブルを通過することになるため，わずかではあるが従来型の顕微鏡システムと比べると，タイムラグが生じる．このように画像データが，モニターに表示されるまでの時間は，latency（遅延）といわれている．その程度は，システムによって異なるが,50〜

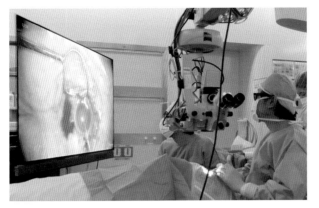

図 5.
助手の視距離にも配慮したモニターの設置が望ましい.
図は悪い例であり,執刀医の右前にモニターが設置され
ているため,助手の視距離が最適視距離よりも短くなっ
ている.モニターを執刀医の左前に設置する等の対策が
必要である.

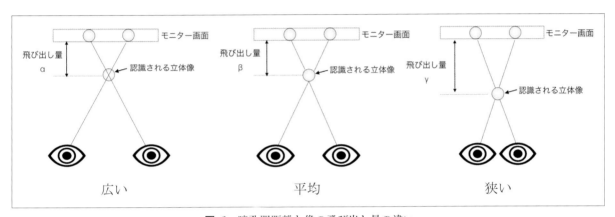

図 6. 瞳孔間距離と像の飛び出し量の違い
一定の距離で 3D モニターを観視した場合,瞳孔間距離が狭くなると飛び出し量は大きく,
瞳孔間距離が広くなると飛び出し量は小さくなる($\alpha<\beta<\gamma$).

70 ms 程度であり,瞬目の速度が 70 ms 程度であ
ることから決して無視できない[9]. 白内障手術や,
網膜近くでの硝子体処理の際等,素早い動きに対
応する必要がある場面では,この特性を理解した
うえでの注意が必要である.

さいごに

Heads-up surgery システムについて,その原
理,特徴や使用時の注意について視機能という観
点から述べた.2017 年に NGENUITY® が本邦で
販売開始されたのち,緩徐に普及している印象で
あったが,ARTEVO800® の登場により今後
Heads-up surgery システムへの注目が加速化す

るとともに,さらなる技術の発展が期待される.
学会や学術誌での報告も増加しており,医学会,
工学会での活発な研究が予想される[10)11].
Latency(遅延)の改良をはじめとし,偏光メガネ
を必要としないグラスレス 3D モニターの登場,
4K カメラ&8K モニターを用いた映像の繊細化や
画像処理技術の向上により,Heads-up surgery シ
ステムが,真の「手術支援システム」として進化し
続けることを期待している.

文 献

1) 川嶋健嗣:低侵襲外科手術を支援するロボットの
開発と今後の動向. 臨床外科, **74**:227-230, 2019.

2) 北岡　隆：網膜硝子体手術の新しいスタイル Heads-up Surgery. 臨眼, **71**：1826-1831, 2017.

3) 小嶌健仁：製品の安全基準と生体影響リスク―3D 立体映像のガイドライン規制を例にして. 社会医学研究, **31**：69-80, 2014.

4) 岩崎常人：3D 映像による眼精疲労. 日視能訓練士協誌, **41**：39-44, 2012.
Summary　3D 映像による眼精疲労について詳しく解説するともに, その対策について実験結果をもとに論じている.

5) 3D コンソーシアム：人に優しい 3D 普及のための 3DC 安全ガイドライン. 2010.

6) 窪田　悟ほか：液晶テレビの好ましい観視距離. 映情学誌, **65**：1215-1220, 2011.

7) 鈴木紀子ほか：立体画像の見やすい視距離と画面サイズに関する一検討. 映情学誌, **67**：J26-J23, 2013.

8) Dogson NA：Variation and extrema of human interpupillary distance. Stereoscopic Displays and Virtual Reality Systems XI, Proc. SPIE, **5291**：36-46, 2004.

9) 田多英興, 山田冨美雄, 福田恭介：まばたきの心理学. 北大路書房, 1991.

10) Eckardt C, Paulo EB：HEADS-UP SURGERY FOR VITREORETINAL PROCEDURES An Experimental and Clinical Study. Retina, **36**：137-147, 2016.
Summary　硝子体手術の大家, Eckardt 先生の論文. 顕微鏡手術に慣れていない人を対象とし, 様々なタスクを用いて Heads-up と従来顕微鏡のパフォーマンスを比較している.

11) Menozzi M, Watanabe A, Kondo H, et al：Ergonomic aspects in the design of instrumentation for ophthalmic microsurgery. Zeitschrift für Arbeitswissenschaft, **73**：23-24, 2019.
Summary　筆者らとチューリッヒ工科大学 Menozzi 先生との共同執筆. Heads-up surgery と従来顕微鏡との執刀医の姿勢の違いについての研究報告.

MB OCULI No. 91：23-31, 2020

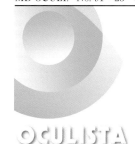

特集／職業性眼障害のマネージメント

医療従事者の放射線白内障

永田竜朗*

Key Words： 放射線白内障(radiation cataracts), 国際放射線防護委員会(International Commission on Radiological Protection：ICRP), 電離放射線(ionizing radiations), 徹照カメラ(retro-illumination camera), 放射線防護(radiation protection)

Abstract：水晶体は最も放射線感受性が高い組織の一つである。国際放射線防護委員会(ICRP)は、2011年のソウル声明で、視力障害をきたす放射線白内障のしきい線量を0.5 Gyへ、また職業被曝に対する眼の水晶体の等価線量限度を5年間の平均で年20 mSvかつ年最大50 mSvへ、被曝許容量をそれまでの基準より大幅に引き下げた。この声明後、世界各国で取り入れに向けた議論や法令の改正が進められ、日本でも近々、法改正が予定されている。放射線白内障が従来考えていた被曝量より大幅に低線量で生じる可能性が出てきたことは、日常的に放射線を使用し治療や診断を行っている多くの医療従事者が職業被曝ですでに放射線白内障のリスクにさらされていることを意味している。医療従事者の放射線白内障についての知見と防護方法について解説する。

はじめに

　水晶体は生体内で最も放射線感受性が高い組織の一つで、放射線が増殖帯の水晶体上皮細胞を傷害し、増殖・分化異常を引き起こすことが、放射線白内障の原因であると考えられている。2011年3月の東日本大震災時の福島第一原子力発電所の事故以降、それまで以上に低線量放射線被曝の生体影響について議論されるようになった。

　本稿ではまず放射線白内障の発生メカニズムとその所見、分類について述べ、線量限度について世界と日本の基準の違いとその動向を解説する。さらに、放射線業務従事者のなかでも特に低線量放射線に曝露されやすい医療従事者の放射線白内障のリスク、その防護方法について説明する。

放射線白内障の病態生理と所見の特徴

　放射線白内障はX線等の電離放射線が水晶体に曝露することにより生じる。水晶体は造血器や消化管と同様、放射線感受性が高い組織である。水晶体の赤道部に存在する分裂能を有するgerminal zoneの水晶体上皮細胞が放射線被曝すると、細胞内にフリーラジアルが産生され、DNAが損傷、水晶体タンパク質の一部であるクリスタリンの畳み込み構造が異常変化する。また水晶体上皮細胞および有核水晶体幼弱線維が変性して水晶体後極部へ移動し、後嚢下白内障として観察される。

　放射線白内障に特徴的な細隙灯顕微鏡検査所見として、初期に多色性の光沢を示す微細な点状混濁およびvacuolesを生じた後、徐々に拡大し後嚢下に斑状混濁、微少紅色顆粒状混濁となる。水晶体Y字縫合の解離であるwater cleftsを生じるこ

* Tatsuo NAGATA, 〒800-0296 北九州市小倉南区曽根北町1-1 九州労災病院眼科, 部長

ともあり，進行すると中央が比較的透明なドーナツ状混濁を呈する[1)2)]．さらに透明部は前後2層の膜様混濁からなる皿状混濁となり視機能低下を生じる．原子爆弾による白内障に関する報告では放射線白内障の臨床像が詳細に記載され，約8割が上記の所見を示した[3)]．

動物実験では germinal zone のみを保護した状態で水晶体に放射線照射しても白内障は生じないが，高度の被曝では皮質白内障や核白内障を生じたという報告もある[4)]．高線量放射線被曝眼の放射線白内障の混濁の進行過程および形状は，加齢性白内障やステロイド白内障でみられる混濁とは異なり診断は比較的容易である．しかし，低線量被曝による放射線白内障は長い時間を経てゆっくりと進行し，視機能へ影響する後嚢下白内障と変化するのに長期間を要す．加齢性白内障でも，vacuoles，後嚢下混濁，water clefts，皮質浅層混濁はみられるため，判断が難しい場合や原因が混在する場合がある．

発症に関連する危険因子としては，年齢，照射量，照射間隔が重要とされている．細胞分裂能の高い若年者では放射線感受性が高いため発症のリスクは高くなるという考え方がある一方，逆に若年者は細胞の修復能が高いため低線量の被曝では発症しにくいという考え方もある．また，同一線量の放射線であれば，照射を複数回に分けて曝露すると曝露間に細胞が修復するため，発症閾値は高くなると推測されている．しかし，低線量放射線被曝による白内障については未だエビデンスに乏しく，わかっていないことも多い．

放射線白内障分類方法について

加齢性白内障の分類としては，lens opacities classification system Ⅱ，Ⅲ（LOCS Ⅱ，Ⅲ），Oxford 分類，WHO 分類，Wilmer 分類，Wisconsin 分類等が知られる[5)~9)]．Oxford 分類には，放射線白内障の特徴的な混濁の初期変化である vacuoles，focal dots，water clefts についての評価項目があり放射線白内障の判定に有用ではある

が，他の分類には放射線白内障の初期病変の評価項目はなく放射線白内障の研究には不向きといえる．

これまでの放射線白内障に関する調査では，特徴的な変化を考慮した Merriam-Focht scoring system による分類が使用されていることが多い[10)]．この方法は，チェルノブイリ原発事故清掃者8,607人を対象にした調査にも使用された[11)]．この診断基準では，白内障の進行度合いに合わせて stage 1~5 に分けているが，vacuoles 5個未満等，放射線白内障の極初期の微細な所見はさらに early pre-cataract changes に分類している．放射線被曝早期の水晶体を長期経過観察し，初期混濁と視機能低下を生じる混濁に移行するかを観察するのに有効と考えられている．

東京電力福島第一原子力発電所の事故対応作業において，平成23年3月14日~同年12月16日まで，緊急被曝の線量限度が100 mSv から250 mSv に引き上げられたが，この間約2万人が作業に従事した．佐々木らは，東日本大震災による東京電力福島第一原子力発電所での緊急作業従事者における放射線被曝の水晶体への影響について，東電福島第一原発緊急作業従事者に対する疫学的研究（NEWS）および労災疾病臨床研究事業費補助金分担研究として2013年から金沢医科大学や慶應義塾大学および71の眼科クリニックによる多施設で調査している[12)]．この調査では，WHO白内障分類（3主病型：後嚢下白内障 PSC0-4，皮質白内障 C0-4，核白内障 N0-4）と金沢医科大学分類（2副病型：water clefts，retrodots），放射線白内障の微小混濁として重要な vacuoles（VC0-3）を分類に用いた[12)]．この分類方法はより放射線白内障の初期変化に着目していて，低線量放射線被曝の白内障を調査するのに有用な分類方法であると考えられる．

この調査の結果であるが，6年後まででは放射線白内障の初期変化である微小混濁 vacuoles の多少の増加はあるが，被曝線量との有意な相関は認められなかった．チェルノブイリ白内障調査で

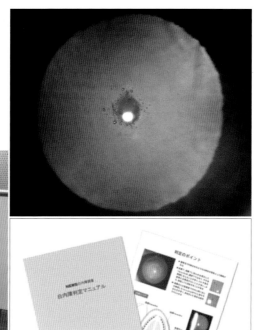
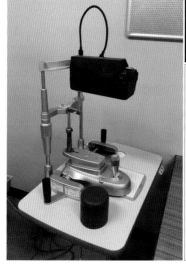
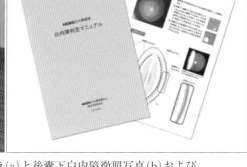

a	b
	c

図 1. 簡易型徹照カメラ(a)と後嚢下白内障徹照写真(b)および
白内障判定マニュアル(c)

は，事故後12年の結果から総被曝線量約350 mGy
以上の人の白内障リスクが増加し，原子炉事故処
理作業員(平均年齢45歳)の白内障所見率は17%
で，同年代一般市民の5%に比べ有意に高いこと
が報告されている[11]．よって，vacuoles の増加は
後嚢下白内障発症に関与している可能性があり，
引き続き調査が行われている．

簡易型徹照カメラについて

上記の東日本大震災による東京電力福島第一原
子力発電所での緊急作業従事者における放射線被
曝の水晶体への影響を調査する研究には多施設の
眼科医が加わっているが，各施設に白内障判定マ
ニュアルを配布し，白内障診断のための講習会も
開催された(図1)．この講習会ではこの研究の内
容，白内障診断のポイント，このマニュアルに
沿った所見票の書き方等の説明が行われていた．
そこまで徹底しても，これまでの放射線白内障に

関する報告と同様に細隙灯顕微鏡による水晶体混
濁の肉眼的判定のため，再現性や統一性はどうし
ても低くなり，精度の高い縦断的疫学調査を行う
ためには，肉眼での判定に限界があることが指摘
された．

客観的に再現性高く評価していくには，網膜か
らの徹照光線で水晶体を撮影できる徹照カメラが
必要であったが，従来の徹照カメラである EAS-
1000(Nidec 社)はすでに販売終了となっている．
そこで佐々木らは操作が容易な簡易型徹照カメラ
(瞳孔径測定機能付き白内障画像検査装置；
LAVEOX 社)の開発を行った(図 1-a)[12]．この簡
易型徹照カメラは，すでに購入可能となってい
て，医師や視能訓練士等の専門職でなくても，短
時間の訓練で撮影できる構造になっている．この
カメラと EAS-1000 を比較すると，EAS-1000 の
焦点深度は浅く，検者が撮影画像を見ながら混濁
の有無を判断し，混濁部位の徹照像を何枚も撮影

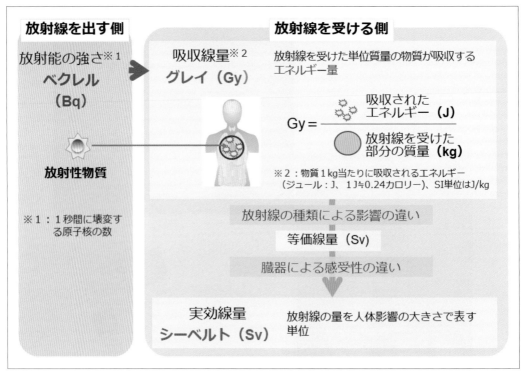

図 2. 放射線の単位間の関係について
（放射線による健康影響等に関する統一的な基礎資料平成 30 年度版より）
（http://www.env.go.jp/chemi/rhm/h30kisoshiryo/h30kiso-02-03-03.html）

する必要があり，検者の経験も必要であった．これに対して簡易型徹照カメラは被写界深度（焦点深度）が約 8 mm あり，ほとんど 1 回の撮影で水晶体前嚢から後嚢部分までカバーできる．この解像度の高い水晶体の徹照画像を経時的に比較することにより再現性高く正確に変化を捉えることができる．

微細な水晶体混濁変化を細隙灯顕微鏡の肉眼判定で評価することは不可能で，放射線被曝の水晶体変化の縦断的調査において画像診断は必須で，撮影画像を比較できればその変化を定量的に評価することも可能となる．

放射線単位について

放射能や放射線を表す単位は，coulomb per kilograms, röntgen, curie, rad, rem, becquerel（Bq），gray（Gy），sievert（Sv）があるが，近年用いられているのは，Bq（ベクレル），Gy（グレイ）と Sv（シーベルト）である．これらはそれぞれ研究者の名前に由来しており，国際単位(système international：SI 単位)である．

図 2 に示すように，放射線を出す側の単位と受ける側の単位に大別でき，放射能の強さの単位である Bq は放射線を出す側の単位で，一方，放射線を受ける側の単位が，Gy と Sv である．放射線が通った所では放射線のエネルギーを吸収するが，この吸収線量の単位が Gy である．放射線の種類やエネルギーによって，吸収線量が同じでも人体への影響の大きさが変わるため，放射線の種類ごとに影響の大きさに応じた重み付けをした線量が等価線量である（単位は Sv）．さらに放射線防護における被曝管理のために考案されたものが実効線量でこの単位も Sv である．

線量限度基準の変遷—海外と日本の比較—

国際放射線防護委員会(International Commission on Radiological Protection：ICRP)は，2007 年までは放射線被曝による白内障の閾値は，視力

低下を生じる白内障については単回・急性被曝では 5 Sv，複数・慢性回被曝では 8 Sv，軽度の白内障に関しては単回・急性被曝では 0.5〜2 Sv，複数・慢性回被曝では 5 Sv としていた[13)14)]．

　しかし，近年の研究で従来の基準より低線量被曝でも白内障を生じるとされ，研究者は放射線白内障の閾値はこれまでの閾値より大幅に低く，閾値を見直すべきであることを強く主張していた．その結果 ICRP は 2011 年 4 月，組織反応に関する声明（ソウル声明）で，閾値を見直しすべての被曝条件に関して，代表的な 3 つの報告をもとに視力低下をきたす白内障の閾値量（しきい値）をそれまでの＞8 Gy から 0.5 Gy 以下にすべきとの勧告を出した[11)15)16)]．また，放射線従事者の被曝に関しては年間の眼部への被曝量の上限（水晶体等価線量限度）を 150 mSv から 5 年間の平均を 20 mSv かつ単年で 50 mSv を超えないよう勧告した[17)]．

　日本では，放射線にさらされるおそれのある業務に従事する労働者の放射線障害を防止することを目的として，電離放射線障害防止規則（電離則）が労働基準法に基づく規則として 1959 年に制定された．電離則はその後 1972 年の労働安全衛生法の制定に伴い，他の労働衛生関連諸規則と同様に，同法に基づく新たな規則として改めて制定された．日本は電離則を含む放射線障害防止関係法令について従来から国際放射線防護委員会（ICRP）の勧告を尊重しており，同勧告を受けて国内の関係法令への取り入れに関する具体的指針についてまとめた放射線審議会の意見具申を踏まえたものとなっている．現行の電離則は基本的に ICRP 1990 年勧告を基としている．

　2011 年の ICRP のソウル声明を受けて，放射線審議会は，2017 年 7 月の第 135 回放射線審議会総会において，眼の水晶体の放射線防護検討部会（水晶体部会）を設置し，同部会は計 7 回の検討を経て，2018 年 2 月にそれまでの検討結果を最終的な報告書として「眼の水晶体に係る放射線防護の在り方について」（最終報告書）を取りまとめた．同年 3 月の第 140 回放射線審議会総会において，

ICRP の勧告は妥当であり，我が国の規制に取り入れることは可能であるという最終報告書が採択され，同日付けをもって関係行政機関の長に意見具申された．これを受け厚生労働省は，2018 年 12 月から，「眼の水晶体の被ばく限度の見直し等に関する検討会」を開催し，放射線審議会の意見具申を電離則等関係法令へ取り入れるにあたっての労働衛生管理上の留意事項や問題点について，科学的調査の結果等を踏まえた検討を行ったうえで見直し方向について取りまとめた．2019 年 9 月に最終結果の報告書が公開され，電離則等関係法令の改正準備を進めている（2020 年 4 月公布，2021 年 4 月施行予定）．改正された法令では，眼の水晶体に受ける等価線量が，継続的に 1 年間に 20 mSv を超えるおそれがある等，リスクが高い労働者の水晶体の検査は，眼科医により行われることが望ましいことが追記されるため，今後は眼科医が電離放射線検診に積極的にかかわっていく必要がある．

医療従事者の被曝および放射線白内障

　放射線白内障が従来考えられていた被曝量より大幅に低線量で生じる可能性が出てきたことで，放射線業務従事者のなかでも日常的に放射線を治療や診断で使用し曝露している医療従事者の職業被曝がさらに懸念されるようになった．医師や看護師だけでなく，放射線診断や放射線治療に従事する診療放射線技師，核医学研究室職員，医療衛生器具の殺菌・滅菌，GVHD 防止目的の血液製剤への照射のためのスタッフ等，複数の職種が低線量被曝を日常的に受けている機会がある．医療従事者における職業被曝について行われた研究で，実際に最近の多くの報告において，医療従事者は放射線による水晶体混濁のリスクが高い結果となっている[18)19)]．

　なかでも血管カテーテル治療（interventional radiology：IVR）を行う医師の被曝は大きく，立ち位置に関わらず，左右どちらかに水晶体後嚢下白内障を持つ確率が高いという報告がある[20)]．透視

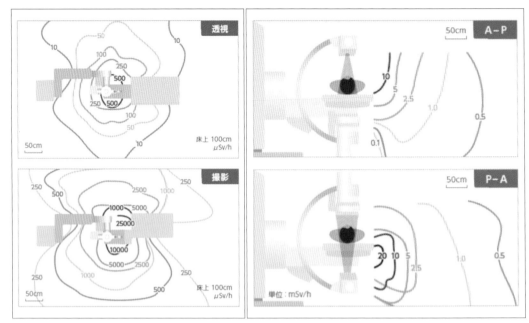

図 3. 散乱 X 線の線量分布 a｜b
a：透視時および撮影時における散乱 X 線の線量分布. 床上 100 cm の高さの線量分布を
上からみた図. 中央に X 線管あり
b：X 線管の位置と散乱 X 線の分布（X 線入射中心の縦断面）
A-P：X 線管がテーブルの上にある場合，P-A：X 線管がテーブルの下にある場合
（文献 21 より転載）

時や撮影時の散乱 X 線の線量分布を図 3 に示す.
小宮らは，X 線血管撮影システムにおける水晶体
に適した散乱 X 線分布図を作成し，医療従事者の
水晶体被曝が，年間 20 mSv を超える可能性を示唆
している[22]. 実際に IVR 施行医師 129 人を調査し
たところ，40％が被曝線量限度である 5 年平均で
20 mSv/年を超えており，さらに約 25％が ICRP
の新しいしきい値の目安である 500 mSv（≒0.5
Gy）を超えていたとされた[23]. 報告による差はあ
るが 1 回の IVR は水晶体等価線量 10～1,000 μSv
の被曝となると考えられている.

一般医療では，循環器内科，消化器内科，消化
器外科，放射線診断科，整形外科の医師は 1 年間
に 20 mSv を超える割合が高く，特に循環器内科，
消化器内科，整形外科，脳神経外科は 1 年間に 50
mSv を超える医師がおり，内視鏡，外来に携わる
看護師は 1 年間に 20 mSv を超える割合が高く，
特に内視鏡に携わる看護師は 1 年間に 50 mSv を
超える者がいることも報告されている[24]. さらに
我々の研究では，集中治療室の医師の CT 検査に

おける患者介助時の水晶体等価線量は IVR 時や
消化管透視検査時の 3～4 倍であった. 治療や診断
のため特定の科のスタッフの放射線被曝量は高く
なってしまっている現状がわかる.

防護策

放射線白内障を防護するのも，外部被曝低減三
原則である距離，遮蔽，時間が基本である. 距離
とは，離れるという意味で，発生源から距離をと
ることで被曝量は減衰する. 遮蔽とは，遮蔽板や
散乱線防止カーテン，装置防護クロス等がこれに
あたる. 時間とは放射線に曝露される時間を短く
するということである.

また，眼への放射線を遮蔽する防護用具として
放射線保護眼鏡がある（図 4）. レンズの素材には
含鉛ガラスや含鉛アクリルがある. 含鉛ガラスレ
ンズは鉛当量の大きいものを使用できるため放射
線防護効果は大きいが，重量がアクリル製に比べ
て重く疲れやすくなる傾向にある. 後頭部をバン
ドで固定できたり必要ないときはすぐに外せる仕

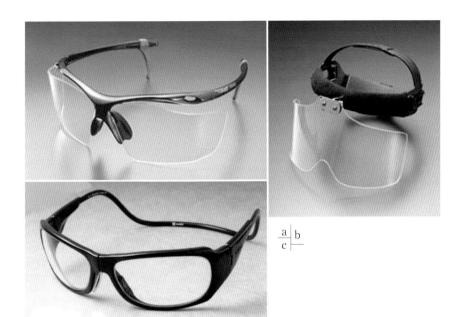

図 4. 放射線保護眼鏡
a：パノラマシールドウルトラライト，東レ・メディカル．重量 42 g．含鉛
　アクリルレンズ．鉛当量：0.07 mmPb
b：FP-3 フェイスシールド，保科制作所．重量 270 g．含鉛アクリルレンズ．
　鉛当量：0.1 mmPb
c：X-GUARD CliC MONARCH．昭和光学．重量 85 g．鉛ガラスレンズ．
　鉛当量：0.75 mmPb

組みになっていたりするものもある．含鉛アクリルレンズは比較的軽いのが特徴で，さまざまな形状に加工できるため顔の弯曲に合わせて眼の側方まで保護できるよう作られていることも多い．しかし，透明度がガラスより劣るため鉛当量は低くなり，保護効果は含鉛ガラスに比べ劣る．ただし，鉛当量 0.07 mmPb の含鉛アクリルレンズの約 61％の X 線遮蔽効果があり，全く付けないでの曝露と比較すると十分有効である．因みに含鉛ガラスでも完全に遮蔽できるわけではなく，鉛当量 0.75 mmPb のもので約 80％の遮蔽効果である．

　臨床現場における使用率は未だ低く，多い施設でも 80％にとどまっている．今後は放射線を取り扱う医療従事者への定期的教育と日々の点検で，保護眼鏡装着の周知徹底を行う必要がある．

おわりに

放射線被曝は特殊な環境下でしか受けないと思われがちだが，実際は日本では 1 人あたり年間平均 1.5 mSv の自然放射線を受けながら生活をしていて，1 回の胸部 X 線は 0.1 mSv 程度，東京-ニューヨークを 1 往復すると 0.2 mSv 程度，放射線を受けている．つまり，誰しも日常的に放射線を被曝しており，放射線自体を無闇に恐れる必要はない．しかし，見えないだけにいつの間にか後々に健康に害を起こすリスクを受けていることもありうるため，常に最新の知識を持ち正しく防護することを心がける必要がある．

　低線量放射線被曝と水晶体混濁の関係について，医療従事者において多くの対象者を長期間早期から観察をしている報告はなく，我々は多施設にて徹照カメラを用いて長期間にわたる調査を開始した．本研究により医療従事者の実態と長期間の慢性被曝による水晶体への影響を解明し，医療従事者および放射線業務従事者の眼の健康維持に役立てたい．

謝　辞

本研究はJSPS科研費JP80389460の助成を受けたものである.

文　献

1) Merriam GR Jr, Focht EF：A clinical and experimental study of the effect of single and divided doses of radiation on cataract production. Trans Am Ophthalmol Soc, **60**：35-52, 1962.

2) Worgul BV, Kundiyev YI, Sergiyenko NM, et al：Cataracts among Chernobyl clean-up workers： implications regarding permissible eye exposures. Radiat Res, **167**：233-243, 2007.

3) Cogan DG, Martin SF, Kimura SJ：Atomic bomb cataracts. Science, **110**：654-655, 1949.

4) Wolf N, Pendergrass W, Singh N, et al：Radiation cataracts：mechanisms involved in their long delayed occurrence but then rapid progression. Mol Vis, **14**：274-285, 2008.

5) Chylack LT Jr, Leske MC, McCarthy D, et al：Lens opacities classification system Ⅱ (LOCS Ⅱ). Arch Ophthalmol, **107**：991-997, 1989.

6) Chylack LT Jr, Wolfe JK, Singer DM, et al：The Lens Opacities Classification System Ⅲ. The Longitudinal Study of Cataract Study Group. Arch Ophthalmol, **111**：831-836, 1993.

7) Sparrow JM, Bron AJ, Brown NA, et al：The Oxford Clinical Cataract Classification and Grading System. Int Ophthalmol, **9**：207-225, 1986.

8) Thylefors B, Chylack LT Jr, Konyama K, et al：A simplified cataract grading system. Ophthalmic Epidemiol, **9**：83-95, 2002.

9) West SK, Rosenthal F, Newland HS, et al：Use of photographic techniques to grade nuclear cataracts. Invest Ophthalmol Vis Sci, **29**：73-77, 1988.

10) Merriam GR Jr, Worgul BV：Experimental radiation cataract—its clinical relevance. Bull N Y Acad Med, **59**：372-392, 1983.

11) Worgul BV, Kundiyev YI, Sergiyenko NM, et al：Cataracts among Chernobyl clean-up workers： implications regarding permissible eye exposures. Radiat Res, **167**：233-243, 2007.
Summary　チェルノブイリ事故清掃員の被曝後12～14年の白内障有病率を調べた論文で,後嚢下白内障と皮質白内障が有意に増加していたと

している.

12) Hayashida T, Sasaki H, Hamada N, et al：Issues behind Radiation Management of Workers at Fukushima Nuclear Power Plant of Tokyo Electric Power Company—From the Viewpoint of Radiation Exposure of the Ocular Lens and the Biological Effects to the Lens—. Jpn J Health Phys, **52**：88-99, 2017.
Summary　東京電力福島第一原子力発電所事故復旧時の緊急作業従事者の水晶体混濁発症調査の方法とその結果,水晶体の放射線影響に関する最新知見についてまとめられている.

13) ICRP：The 1990 Recommendations of the International Commission on Radiological Protection. Publication 60. Annals of the ICCP, 21, 1991.

14) ICRP：The 2007 Recommendations of the International Commission on Radiological Protection. Publication 101. Annals of the ICCP, 37, 2007.

15) Minamoto A, Taniguchi H, Yoshitani N, et al：Cataract in atomic bomb survivors. Int J Radiat Biol, **80**：339-345, 2004.
Summary　原爆被曝者における被曝後55～57年の白内障有病率の報告.後嚢下白内障と皮質白内障が有意に増加.

16) Neriishi K, Nakashima E, Minamoto A, et al：Postoperative cataract cases among atomic bomb survivors：radiation dose response and threshold. Radiat Res, **168**：404-408, 2007.
Summary　原爆被曝者において,1986～2005年の間の白内障手術が有意に増加していたという報告.

17) Stewart FA, Akleyev AV, Hauer-Jensen M, et al：ICRP statement on tissue reactions and early and late effects of radiation in normal tissues and organs—threshold doses for tissue reactions in a radiation protection context. ICRP publication 118. Annals of the ICRP, **41**：1-322, 2012.

18) Coppeta L, Pietroiusti A, Neri A, et al：Risk of radiation-induced lens opacities among surgeons and interventional medical staff. Radiol Phys Technol, **12**：26-29, 2019.

19) Hartmann J, Distler F, Baumüller M, et al：Risk of Radiation-Induced Cataracts：Investigation of Radiation Exposure to the Eye Lens During Endourologic Procedures. J Endourol, **32**：897-903, 2018.

20) Bitarafan Rajabi A, Noohi F, Hashemi H, et al：

Ionizing radiation-induced cataract in interventional cardiology staff. Res Cardiovasc Med, **4**：e25148, 2015.

21）栗井一夫：あなたの水晶体を守る防護眼鏡の選び方，NIKKEI MEDICAL，**2**：54-55，2017.

22）小宮睦弘，工藤幸清，工藤真也ほか：Interventional radiology 時における医療従事者の水晶体被ばく推定を目的とした散乱 X 線分布図の有用性．保健科学研究，**9**：41-47，2019.

23）Jacob S, Donadille L, Maccia C, et al：Eye lens radiation exposure to interventional cardiologists：a retrospective assessment of cumulative doses. Radiat Prot Dosimetry, **153**：282-293, 2013.

24）厚生労働省：眼の水晶体の被ばく限度の見直し等に関する検討会 報告書，pp.1-44，201909.
https://www.mhlw.go.jp/content/11303000/000549964.pdf

MB OCULI. No. 91 : 32−34, 2020

特集／職業性眼障害のマネージメント

宇宙飛行による眼球変化

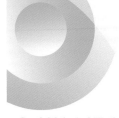

篠島亜里*

Key Words : 宇宙飛行が原因で生じる眼症候群（space flight-associated neuro-ocular syndrome : SANS），光干渉断層計（optical coherence tomography : OCT），脈絡膜ひだ（choroidal folds），眼球後部平坦化（globe flattening），遠視寄りの屈折変化（hyperopic shift），乳頭浮腫（optic disc edema）

Abstract : 宇宙飛行が原因で生じる乳頭浮腫，脈絡膜ひだ，屈折変化（遠視化），眼球後部平坦化を総称して space flight-associated neuro-ocular syndrome（SANS）と呼ぶ．かつてアメリカ航空宇宙局（NASA）では，眼の異常に加えて頭蓋内圧亢進が認められる宇宙飛行士がいたことから，これらの問題を visual impairment and intracranial pressure syndrome（VIIP）と総称していた．本稿では，宇宙飛行による眼球変化について解説する．

はじめに

　宇宙で安全に暮らせるようになるまでには解決しなければならない課題が山積みである．微小重力に長期的に曝されることによる，骨，筋肉，心循環器，閉鎖環境による精神への影響，宇宙放射線等の問題を避けては通れない．もちろん眼科も例外ではない．さまざまな試練を乗り越えた宇宙飛行士のなかには，宇宙へ行ったことがきっかけで眼球に変化が生じることがある．代表的なものとして，乳頭浮腫，脈絡膜ひだ，屈折変化（遠視化），眼球後部平坦化等が挙げられる．これらの所見・症状を総称して space flight-associated neuro-ocular syndrome（SANS）と呼ぶ．宇宙へ行ったことがきっかけとなるため，職業性の眼障害といえよう．アメリカ航空宇宙局（NASA）では，宇宙飛行士に見られた乳頭浮腫は，かつて頭蓋内圧亢進が原因で生じると考えられていたため，これらの問題を visual impairment and intra-cranial pressure syndrome（VIIP）と総称していた．後に眼の異常があっても頭蓋内圧亢進が認められない宇宙飛行士が確認されたことから，NASA は 2017 年に，宇宙飛行に関連したこれらの眼の異常を VIIP から SANS という総称へ変更した．本稿では，2020 年 8 月時点での SANS に関するマネージメントについて紹介する．

乳頭浮腫と頭蓋内圧

　宇宙飛行士にみられる乳頭浮腫は，頭蓋内圧亢進が原因で生じると考えられていたため，眼に異常所見が出ていた宇宙飛行士に対して腰椎穿刺による脳脊髄圧測定が行われることがあった．2011 年に初めて宇宙飛行士の眼所見を報告した 7 症例があるが，そのうち 4 例に対して腰椎穿刺が行われ，脳脊髄圧が測定されている[1]．他にも Kramer ら[2]や Mader ら[3]が眼所見のあった宇宙飛行士に対して腰椎穿刺による脳脊髄圧を報告している．腰椎穿刺を行うのは宇宙飛行士にとって肉体的にも精神的にも負担である．そこで，日本大学の岩崎らが提案した非侵襲的に宇宙飛行士の頭蓋内圧を測定するというスタディが，宇宙航空研究開発機構（JAXA）らとの共同研究として 2012 年に開

* Ari SHINOJIMA，〒160-8582　東京都新宿区信濃町 35　慶應義塾大学医学部眼科学教室，特任講師

始された[4)5)]．岩崎らの研究結果は 2020 年 8 月時点では未公表である．

SANS の現状

　これまで多くの研究者たちは，頭蓋内圧亢進が主に宇宙飛行士の乳頭浮腫の原因であると考えていた．2013 年に Mader ら[3)] により，眼所見があるにもかかわらず脳脊髄圧が正常範囲内である宇宙飛行士のデータが公表された．頭蓋内圧が亢進していないにもかかわらず，なぜ乳頭浮腫や眼球後部平坦化等が生じるのかという問題は，筆者を含め，多くの研究者の頭を悩ませてきた．数年して，宇宙に長期滞在した宇宙飛行士が全員，帰還後も脳が上方移動したままであることや[6)]，宇宙飛行士の視神経乳頭部のブルッフ膜開口部が飛行前に比べて飛行後に脳側に牽引されていた[7)] こと等が次々と報告された．2018〜19 年にかけて，筆者らは，これらの報告を元に，長期宇宙滞在において脳底にある視神経交叉部が脳側に牽引されることで眼球後部平坦化が生じうることを科学的に検証し，宇宙での乳頭浮腫や眼球後部平坦化が，頭蓋内圧亢進によらなくとも生じる可能性を示唆した[8)]．

SANS の検査の現状

　2008 年頃より，宇宙飛行士に対して地上での OCT データ（Zeiss 社 Stratus）の収集が開始され，2009 年頃より地上での超音波検査や MRI 検査が開始されている．しかし，時代とともに，OCT や MRI の機種が変更されている．2013 年 6 月に南アメリカ大陸にあるフランス領ギアナのクールー（Kourou）宇宙センターからハイデルベルグ社のスペクトラリス OCT が初めて打ち上げられ，微小重力環境下でのデータが収集され始めた．その後 2018 年 5 月にはスペクトラリス OCT2 が打ち上げられ，2020 年 8 月現在では OCT2 での運用となっており[9)]，宇宙飛行士の眼底検査がルーティンで行われている．OCT の撮影方法は機種の変更とともに変化しているが，飛行士の時間は限られているため，必要最低限のデータが収集されて

いる．従来の撮影時間に比べて，最近の機種では半分程度の時間で撮影が可能なため，宇宙飛行士の負担もその分軽減されている．

SANS の対策

　SANS の発症は二酸化炭素濃度や解剖学的要因，飛行時間，栄養状態，薬物，眼圧と脳脊髄圧の圧較差，運動の程度，人種，年齢，性別，危険対立遺伝子数等，さまざまな要因が複雑に絡み合っていると考えられている[9)10)]．現時点では，SANS に関して OCT や超音波，MRI 等による検査でどのような経過を辿っているか等の情報が収集されてはいるものの，SANS の効果的な治療法はない．

　JAXA はマウスを対象とした遠心力を用いた人工重力装置（0〜1 G）を「きぼう」船内実験室に設置している．この装置は地球の約 1/6 の重力である月や地球の約 3/8 の重力である火星の重力環境を模擬することができる．2019 年 5 月から 6 月にかけて実施した 4 回目となるマウス飼育ミッションでは，月の重力環境を「きぼう」で模擬し，長期間飼育と全数生存帰還に成功している[11)]．理化学研究所，筑波大学，JAXA，東京大学の共同研究グループは，マウスが微小重力環境を経験することで，リンパ器官である「胸腺」が萎縮すること，その萎縮は人工的な重力負荷で軽減されること，また，胸腺細胞の増殖が抑制されることによって萎縮が起きるという仕組みを発見した．これまで，宇宙滞在による免疫機能の低下が報告されてきたが，免疫機能に関与する胸腺と重力の関係を明らかにするものとなった[12)]．他にも，内頸静脈血栓が宇宙滞在中の宇宙飛行士に認められ治療を要した例があったが，帰還後には治療を要しなかった[13)]．この報告からも，ヒトをはじめとした動物に，重力が大きな役割を果たしていることがわかる．国際宇宙ステーションにおけるヒトを対象とした人工重力装置は 2020 年時点では実現化されていない．かつて人工重力が有効であることを無重力下で試験する研究が日本から提案されていた

が，回転振動が国際宇宙ステーションに悪影響を及ぼすというボーイング社からの危惧により中止となっている．現在NASAを中心として，研究者らによる議論の場が設けられ，人工重力装置に関する研究が継続されている．人を対象とした遠心力を用いた人工重力装置が実現すれば，宇宙で起こりうる体のいくつかの症状は軽減されることが予想される[14]．

おわりに

宇宙飛行士は極限の環境下での訓練を乗り越え，トラブルに対応することが求められる．トラブルに対応するためには，心身ともに健康であることが大事である．これまで宇宙へと旅立ったのは職業宇宙飛行士を主とした，ごく限られた人たちであるが，将来の月・火星有人探査や民間企業による宇宙旅行が実現されれば，職業宇宙飛行士でなくとも宇宙へ行ける時代となる．宇宙へ危険を冒してでも人が行く意義と身体に起こるさまざまな異常を総合的に良く考えたうえで，今後の宇宙開発や研究が行われるように，尽力できればと筆者は考える．

文　献

1) Mader TH, Gibson CR, Pass AF, et al：Optic disc edema, globe flattening, choroidal folds, and hyperopic shifts observed in astronauts after long-duration space flight. Ophthalmology, **118**：2058-2069, 2011.
   Summary 初めて宇宙飛行士の眼所見が公となった，7症例の症例報告．

2) Kramer LA, Sargsyan AE, Hasan KM, et al：Orbital and intracranial effects of microgravity：findings at 3-T MR imaging. Radiology, **263**：819-827, 2012.

3) Mader TH, Gibson CR, Pass AF, et al：Optic disc edema in an astronaut after repeat long-duration space flight. J Neuroophthalmol, **33**：249-255, 2013.

4) Non-invasive assessment of intracranial pressure for space flight and related visual impairment：Intracranial Pressure & Visual Impairment；IPVI：https://www.nasa.gov/mission_pages/station/research/experiments/explorer/Investigation.html?#id=1690

5) Non-invasive assessment of intracranial pressure for space flight and related visual impairment：IPVI for1YM：https://www.nasa.gov/mission_pages/station/research/experiments/explorer/Investigation.html?#id=1851

6) Roberts DR, Albrecht MH, Collins HR, et al：Effects of Spaceflight on Astronaut Brain Structure as Indicated on MRI. N Engl J Med, **377**：1746-1753, 2017.
   Summary 長期滞在の宇宙飛行士の脳が帰還後も上方にシフトしたままであることが初めて報告された．

7) Patel N, Pass A, Mason S, et al：Optical Coherence Tomography Analysis of the Optic Nerve Head and Surrounding Structures in Long-Duration International Space Station Astronauts. JAMA Ophthalmol, **136**：193-200, 2018.

8) Shinojima A, Kakeya I, Tada S：Association of Space Flight With Problems of the Brain and Eyes. JAMA Ophthalmol, **136**：1075-1076, 2018.

9) Lee AG, Mader TH, Gibson CR, et al：Spaceflight associated neuro-ocular syndrome(SANS)and the neuro-ophthalmologic effects of microgravity：a review and an update. NPJ Microgravity, **6**：7, 2020. doi：10.1038/s41526-020-0097-9. eCollection 2020.

10) Shinojima A：Possible Factors Associated With Spaceflight-Associated Neuro-ocular Syndrome. JAMA Ophthalmol, **138**：172-173, 2020.
    Summary SANSの発症について，宇宙医学における問題点を考慮し書かれた解説．

11) 世界初！月の重力環境を国際宇宙ステーションで実現してマウスを長期飼育〜深宇宙への人類の活動領域拡大に向けた第一歩〜：http://iss.jaxa.jp/kiboexp/news/190621_mhu-4.html

12) Horie K, Kato T, Kudo T, et al：Impact of spaceflight on the murine thymus and mitigation by exposure to artificial gravity during spaceflight. Sci Rep, **9**(1)：19866, 2019.

13) Auñón-Chancellor SM, Pattarini JM, Moll S, et al：Venous Thrombosis during Spaceflight. N Engl J Med, **382**：89-90, 2020.

14) 篠島亜里：長期宇宙滞在は眼に何を生じさせるのか？（解説）．日本の眼科, **90**：1419-1420, 2019.

MB OCULI. No. 91 : 35 − 41, 2020

特集／職業性眼障害のマネージメント

網膜の光障害

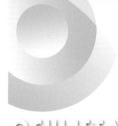

尾花　明*

Key Words： Nd：YAG レーザー(Nd：YAG laser)，レーザーポインター(laser pointer)，日光網膜症(solar reti-nopathy)，黄斑円孔(macular hole)，保護ゴーグル(protective goggles)

Abstract：光による網膜障害は，熱作用，光化学作用，物理作用のいずれかによって生じ，どの作用によるかは波長，出力，作用時間によって決まる．事故で最も多いのは研究室や製造業でのパルスレーザー誤照射によるもので，物理的作用により網膜中央に出血や黄斑円孔を生じ，高度の視力低下に至ることが多い．日食観察や低出力レーザーポインター等を長時間見た際には光化学作用による網膜障害を生じる．完全に回復する場合から不可逆性視力低下に至るものまで程度はさまざまである．熱作用による事故例は稀だが，高出力レーザーポインターを故意に眼に照射すれば熱作用による網膜凝固を生じる．いずれの場合も事故防止が重要で，保護ゴーグル装着や光路に反射物を置かない等の職場環境の整備と，光は一瞬の曝露でも不可逆的視力障害をきたす危険性があるという認識が大切である．

はじめに

　古代ギリシャ時代，ソクラテスは太陽光で眼障害が起こることを指摘し，ガリレオ・ガリレイ(1564～1642 年)は自作望遠鏡での太陽黒点観察で眼傷害を負った．アイザック・ニュートン(1642～1727 年)も太陽観察で暗点を生じたとされる．日食観察に伴う網膜障害は19世紀に日食網膜症と命名され，1912 年ドイツの日食で 3,500 人の患者が発生して社会問題となった．日食観察に対する注意喚起により日食網膜症は珍しくなったが[1]，光による事故例はレーザーを使用する研究室や工場[2]，医療現場で発生している．光による網膜障害の詳細な記載は Duke-Elder らに始まり[3]，1966 年 Noell らが発生機序として光化学反応の可能性を動物実験で示した[4]．現在では，光が眼に及ぼす作用は，熱作用，物理的作用，光化学作用に分かれることがわかっている．

光と眼球透過性

　電磁波のなかで波長100 nm～1 mmまでを光と呼び(図1)，短波長側から紫外線(UV)，可視光，赤外線(IR)に分類される．さらに，UV は UV-C(波長 100～280 nm)，UV-B(280～315 nm)，UV-A(315～400 nm)の 3 つに，IR は IR-A(780～1,400 nm)，IR-B(1,400～3,000 nm)，IR-C(3,000 nm～1 mm)の 3 つに分かれる．可視光も錐体の感度特性に応じて短波長(青)，中間波長(緑)，長波長(赤)に分かれる．光の眼球透過は波長に依存する(図2)．

光が網膜に及ぼす作用

　光が網膜に及ぼす作用は光の波長，出力，作用時間によって決まり，熱作用，物理作用，光化学作用の 3 つに分類できる(図3)．

* Akira OBANA，〒430-8558　浜松市中区住吉 2-12-12　聖隷浜松病院眼科，部長

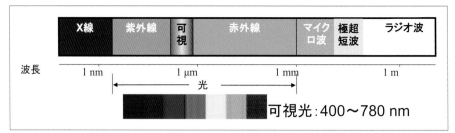

図 1. 電磁波の波長
ヒトは波長 400～780 nm の光を視認できる.

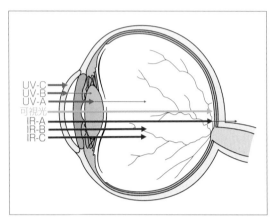

図 2.
光の眼内透過
UV-C と大部分の UV-B は角膜で吸収され, 一部の UV-B と大部分の UV-A は水晶体で吸収される. 可視光と IR-A は網膜に到達する. 一部の IR-A は強膜を透過する. IR-B, IR-C は硝子体中の水に吸収される.
UV：紫外線, IR：赤外線

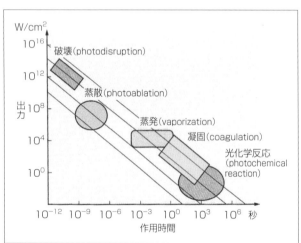

図 3. レーザーが生体に及ぼす作用
破壊は高出力光の短時間照射で生じ, 光化学反応は低出力光の長時間照射で生じる. 組織の温度が 60℃ 前後になるとタンパクが凝固し, 100℃ になると水が蒸発する.
（文献 5 より改変）

1. 熱による障害

　網膜に到達した可視光は視物質に吸収されて視覚が形成されるが, それ以外の可視光と IR-A は眼底の光吸収色素（chromophore）である網膜色素上皮細胞（RPE）内のメラニン, 脈絡膜メラノサイト, 網膜血管や脈絡膜血管内の酸化・還元ヘモグロビン, 黄斑色素のキサントフィル（ルテイン, ゼアキサンチン, メソゼアキサンチン）のいずれかに吸収される. 吸収量は吸収係数（図 4）と chromophore の厚みに依存し, 実際には主に RPE のメラニンと脈絡毛細血管のヘモグロビンでの吸収が最も強く, この付近で発生した熱が周囲に伝導する[7]. ただし, 長波長光（赤色）は脈絡膜深部に到達し血管内ヘモグロビンで吸収されるため, 脈絡膜内温度が短波長光より上昇しやすい. 発生した熱により組織温度が 60℃ になるとタンパク質が凝固し, 細胞は壊死して白濁した凝固斑ができる. 眼科診療で行われるレーザー光凝固術はこの熱作用を利用した治療法である.

　上昇温度が 10℃ 以下の場合は温熱作用を生じる. 細胞は 42.5℃ 未満の加温状態で各種の酵素活性が高まって代謝が亢進し, heat shock protein（HSP）発現による温熱耐性を得る. 42.5℃ を超えると DNA が損傷され, 43℃ 以上で細胞はアポトーシスを生じる. この作用を応用した治療が温熱療法で, 脈絡膜血管腫等に対する近赤外半導体レーザーを使用した経瞳孔温熱療法がある.

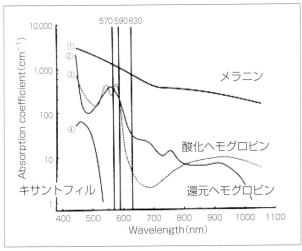

図 4. 眼底にある choromophore の吸収係数
①メラニン，②還元ヘモグロビン，③酸化ヘモグロビン，
④キサントフィル．メラニンは長波長ほど吸収係数が低
くなる．ヘモグロビンは青色と黄色で吸収係数が高い．
（文献 6 より改変）

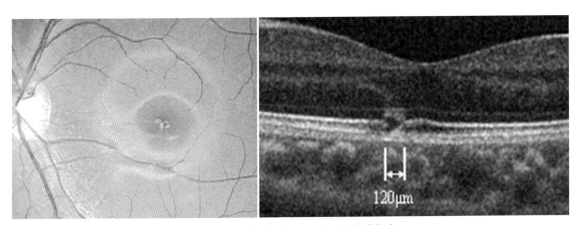

図 5. レーザーポインターによる網膜傷害
13 歳，男子．10 cm の距離から左眼に向けたレーザーポインターを約 1 秒間見た．
眼底には中心窩鼻側に脱色素斑がみられた．光干渉断層計(OCT)では，約 120 μm
の範囲で ellipsoid の障害がみられる．傍中心暗点を自覚したが 6 か月後に自然軽快
した．使用された製品は半波長 Nd:YAG レーザー（波長 532 nm），ビーム径 1,750
μm，最大出力 50 mW であった．
（文献 8 より引用）

光エネルギー（出力×照射時間）が高いほど組織
障害の強度と範囲が大きくなる．長波長可視光は
網膜だけではなく脈絡膜障害を生じやすい．医療
現場以外の発生例としてレーザーポインターを
使った悪戯がある（図 5）．我が国では出力が 1
mW 以上の製品の輸入・製造・販売は 2011 年に
禁止されたが，インターネットでは違法な高出力
商品が販売されており，スポーツ選手やパイロッ

トに向けた照射や学校での悪戯が多く，小学校高
学年から中学生男子の受傷例が多い．その他に
は，ライトショー準備中のアルゴンレーザーによ
る事故報告がある[9]．

眼科のレーザー治療に伴う障害事例には，糖尿
病網膜症の過剰な汎網膜光凝固治療による網膜萎
縮と視野狭窄や夜盲，加齢黄斑変性の脈絡膜新生
血管に対する過剰凝固での凝固斑拡大（atrophic

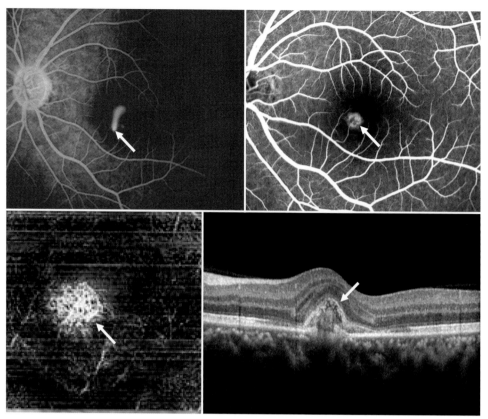

図 6. 中心性漿液性脈絡網膜症の光凝固治療後に生じた脈絡膜新生血管

a｜b
c｜d

a：治療前のフルオレセイン蛍光造影
b：治療2か月後のフルオレセイン蛍光造影
c：同日のOCTアンギオグラフィー
d：同日のOCT

36歳，男性．中心性漿液性脈絡網膜症の蛍光色素漏出点（a：矢印）にレーザー光凝固を受け，約2か月後に脈絡膜新生血管（b〜d：矢印）が発生した．

creep)による視力低下，中心性漿液性脈絡網膜症の漏出点への過剰凝固による脈絡膜新生血管発生（図6）等がある．

網膜凝固は不可逆性変化であり，障害が発生すると有効な治療法はない．

2. 物理作用による障害

照射時間がナノ〜ピコ秒のパルスレーザーでは，作用時間が熱緩和時間より短いため組織内に熱は蓄積しない．パルスレーザーが一点に集光するとプラズマが発生し気泡（cavitation bubble）ができる．その膨張力で組織が破壊されるとともに，気泡は膨張と収縮を短時間に繰り返して超音波を発生し，組織破壊が進む．眼底で集光すると網膜や脈絡膜が破壊されて組織が欠損する．通常

は光源を見ているときに起こるので，損傷は利き目の黄斑に生じ，黄斑円孔と硝子体出血を生じる．

パルスレーザーは広く製造現場で使用されていることから事業所や工学系研究室での事故が多い．レーザーの種別ではNd：YAGレーザーと炭酸ガスレーザーが多く，その他，チタンサファイアレーザー等の報告がある[2]．ヒトの眼に見えない波長のレーザーは特に注意を要する．多くは光軸調整時の受傷で，それ以外に観察窓を覗いているときやミラー・ガラス板での反射光による事故がある．また，医療系分野でも，美容外科でのシミとり治療用レーザーによる事故[10]（図7）やエステサロンでの脱毛レーザーによる事故例がみられる．ちなみに，医師免許を有さない者のレーザー

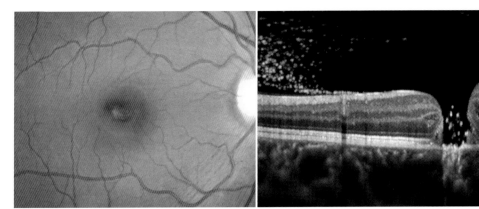

図 7. 半波長 Nd:YAG レーザーによる事故例

38歳，女性（看護師）．シミ取り用 Nd:YAG レーザーで受傷した．右眼の中心窩組織が欠損し黄斑円孔を形成している．硝子体出血を伴う．保護ゴーグルは装用していなかった．

（文献 10 より引用）

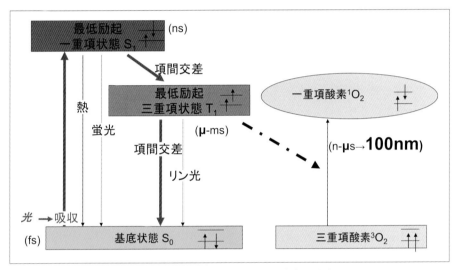

図 8. 光化学反応による一重項酸素の発生

一重項酸素の寿命は短いため，障害範囲は発生部位から 100 nm 以内にとどまる．

脱毛行為は医師法第 17 条違反と認定された（2005年 3 月 24 日）．いずれの場合も保護ゴーグルをしていない事例が多い．

治療は硝子体出血や黄斑円孔に対して硝子体手術を行う．しかし，組織が欠損しているため，特発性黄斑円孔と比べて閉鎖が難しい[10]．さらに，受傷部位は網脈絡膜萎縮に至り，予後不良の場合が多い．予防が重要で，保護ゴーグルの装着，レーザーの光路に反射物を置かない，第三者の入室規制等を徹底する必要がある．

3．光化学作用による障害

Noell ら[4]は室内光曝露で生じるラットの視細胞障害が，熱や物理作用によるものではなく光化学反応（図 8）によって生じることを提唱した．基底状態の物質（色素）は光で励起され励起一重項状態になるが，不安定なため項間交差により励起三重項状態を経て基底状態に戻る．その際にエネルギーが周囲の酸素にわたり基底状態の酸素分子から一重項酸素が発生する．この反応をタイプ II 反応と呼ぶ．例えば RPE や視細胞外節で発生した一重項酸素は外節膜にあるドコサヘキサ塩酸（DHA）やエイコサペンタ塩酸（EPA）等の高級不飽和脂肪酸を酸化し，視細胞障害が起こる．一重項酸素を介さずに，励起三重項物質が直接脂質を

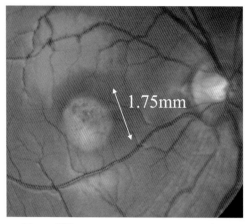

図 9. 玩具のブラックライトによる障害例
15 歳，男性．黄斑に高度の網脈絡膜萎縮を
生じ，視力は 0.8 にとどまった．
（文献 17 より引用）

酸化されたり，スーパーオキサイド等のラジカル
を介する反応をタイプⅠ反応と呼ぶが，通常はタ
イプⅡ反応が主である．眼底でこのような反応を
生じる chromophore としてロドプシンやリポフ
スチン，メラノソーム，ヘムタンパク等がある．
ロドプシンによる視細胞障害をクラスⅠ障害，
RPE のリポフスチンによる場合をクラスⅡ障害
と呼ぶ．クラスⅠ障害は弱い光（$1 \mathrm{~mW/cm^2}$ 以下）
を数時間から週単位で受けた場合に起こり，クラ
スⅡ障害はそれよりも高出力（$10 \mathrm{~mW/cm^2}$ 以上）
で起こる．光化学反応は波長 380～550 nm の青色
光で生じやすく，440 nm に作用スペクトルのピー
クがあることからブルーライトハザードと呼ばれ
る[11]．これは短波長光ほど振動数が大きく光子の
エネルギーが高いためである．光化学反応による
傷害は，熱作用に至らない低出力光の長時間曝露
を受けた場合に発生する．ラット等げっ歯類では
生活光程度の出力でも照射条件によって障害をき
たすが，ヒトでは室内照明やテレビ・パソコンの
モニタ程度の出力光では障害を起こさない．しか
し，太陽や強い照明を故意に長時間見続けると視
細胞や RPE がアポトーシスを生じ，場合によって
は不可逆性障害を生じる．

日食網膜症の障害程度はさまざまだが，典型例
では中心窩に黄色斑を生じ，中心暗点や視力低下
が起こる．OCT では黄斑部の ellipsoid 消失や分
層黄斑円孔様の障害が報告されている[12)~16)]．一
方，幻惑，眼痛等の自覚症状のみの場合もある．
図 9 は発光ダイオード（LED）内蔵玩具を使った悪
戯で不可逆性の網膜障害を生じた例である[17]．

近年，パソコンやスマホのブルーライトによる
網膜障害がマスコミ等で話題になり，ブルーライ
トカット眼鏡やモニタのブルーライトを低減する
アプリ等が販売されている．しかし，日常生活光
と疾患発生の関係ははっきりしていない．屋外活
動や白内障手術によって加齢黄斑変性の発症リス
クが上がるとの報告がある一方で反対の報告もあ
り，慢性的な光曝露と加齢黄斑変性等の網膜障害
との関係は未だ不確定である．したがって，過度
に不安を煽ることは良くない．しかし，我々を取
り巻く光環境と生活様式は大きく変化している．
光源は従来の電球や蛍光灯とは波長特性の異なる
LED が中心となっていること，本来は眼を休めて
レチノイドサイクルの修復にあてる夜間にも光を
見続ける生活スタイル，ブルッフ膜脂質沈着につ
ながる高脂質食の一方，カロテノイド等の抗酸化
物質の供給源である野菜が不足しがちな食生活等
から，数十年前と比べて視細胞，RPE が受ける酸
化ストレスは増加している可能性は容易に想定さ
れる．光化学反応には集積効果，すなわち障害が
蓄積する性質があるため，加齢に伴い障害が顕在
化し疾患に至る可能性がある．

網膜には酸化ストレスに対する防御システムと
して，カタラーゼ，グルタチオンペルオキシダー
ゼ，スーパーオキサイドジスムターゼ等の抗酸化
酵素，ビタミン C，E 等の抗酸化ビタミンや，ブ
ルーライト吸収能と抗酸化能をもつ黄斑色素が存
在する．抗酸化ビタミンと黄斑色素の成分である
ルテイン・ゼアキサンチンの摂取による加齢黄斑
変性予防効果が証明されている[18]．ただし，加齢
黄斑変性は多因子疾患で遺伝要因も関与するこ
と，光の作用は中間透光体や瞳孔径によって異な
ること，防御機構は個人差が大きいこと等から，
日常の慢性的な光曝露と加齢黄斑変性発症の関係
は簡単には解らない．加齢黄斑変性を恐れるあま
りテレビ視聴を控える等の過度の心配は不要だ

が，不必要な光曝露を避けて，抗酸化力を高める食生活を行うことは意義があると考える．

おわりに

作業現場ではパルスレーザー誤照射事故が発生しており，特に Nd：YAG レーザーなど可視波長域外のレーザーには注意を要する．低出力レーザーや照明光でも不適切な使用による長時間の曝露で光化学反応による網膜障害を生じる可能性がある．光による網膜障害の多くは不可逆性であるため，光源の安全な使用と保護ゴーグル装着等の防御態勢の整備が重要である．

文　献

1) 尾花　明，高橋　淳，大西浩次ほか：2009 年皆既日食による眼障害の発生状況．日眼会誌，**115**：589-594，2011.

2) 橋新裕一：レーザーによる事故の調査結果．レーザー学会第 377 回研究会報告，No. RTM-08-28：45-50，2008.
   Summary 多数の事故例の発生状況の記載や過去の報告が紹介されている．

3) Duke-Elder S, MacFaul PA：Radiational injuries. System of Ophthalmology(Duke-Elder S ed), Henry Kimpton, London, pp. 837-933, 1972.

4) Noell WK, Walker VS, Kang BS, et al：Retinal damage by light in rats. Invest Ophthalmol, **5**：450-473, 1966.
   Summary げっ歯類の網膜光障害実験において，障害機序が光化学反応によることを初めて示した．

5) Doershel K：Proposal for dosimetry of non-ionizing radiation, safety and laser tissue interaction. Advance in Laser Medicine II,(Müller, G eds), Ecomed, Munich, pp. 346-357, 1989.

6) Mainster MA：Chap. 3. Laser Light, Interactions, and Clinical Systems. Ophthalmoic Lasers Vol. I.(FA L'Esperance Jr), The CV Mosby Company, St. Louis, 1989.

7) 尾花　明：内科的網膜疾患に用いるレーザー．眼科レーザー治療のすべて(丸尾敏夫，本田孔士，臼井正彦ほか編)．文光堂，pp.10-15，2001.

8) Ueda T, Kurihara I, Koide R：A case of retinal light damage by green laser pointer(Class 3b). Jpn J Ophthalmol, **55**(4)：428-430, 2011.

9) 植田俊彦：レーザーによる眼障害．レーザー学会学術講演会第 27 回年次大会講演予稿集．35, 2007.

10) 尾花　明：美容外科施設で Nd：YAG レーザー治療の練習中に黄斑円孔を生じた 1 例．日レーザー医会誌，**40**(2)：114-118，2019.
    Summary 美容外科看護師がシミ取り治療の練習中に受傷し，黄斑円孔から高度の視力低下に至った事例．保護ゴーグルを装用していなかった．

11) Sliney DH：Biohazards of ultraviolet, visible and infrared radiation. J Occup Med, **25**：203-210, 1983.

12) Huang SJ, Gross NE, Costa DLL, et al：Optical coherence tomography findings in photic maculopathy. Retina, **23**：863-866, 2003.

13) Garg SJ, Martidis A, Nelson ML, et al：Optical cpherence tomography of chronic solar retinopathy. Am J Ophthalmol, **137**：351-354, 2004.

14) Paques MW, Calucci D, Cardillo JA, et al：Optical coherence tomography findings in patients with late solar retinopathy. Am J Ophthalmol, **137**：1139-1142, 2004.

15) Stangos AN, Petropoulos IK, Pournaras J-AC, et al：Optical coherence tomography and multifocal electroretinogram findings in chronic solar retinopathy. Am J Ophthalmol, **144**：131-134, 2007.

16) Gulkilik G, Taskapili M, Kocabora S, et al：Association between visual acuity loss and optical coherence tomography findings in patients with late solar retinopathy. Retina, **29**：257-261, 2009.

17) Obana A, Ralf B, Gohto Y, et al：A Case of Retinal Injury by a Violet Light Emitting Diode. Retin Cases Brief Rep, **5**(3)：223-226, 2011.

18) Age-Related Eye Disease Study 2 Research Group：Secondary analyses of the effects of lutein/zeaxanthin on age-related macular degeneration progression：AREDS2 report No. 3. JAMA Ophthalmol, **132**：142-149, 2014.

MB OCULI. No. 91：42-50, 2020

特集／職業性眼障害のマネージメント

頭頸部・顔面外傷に伴う視覚障害（労働災害認定）

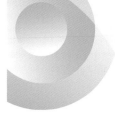

恩田秀寿*

Key Words : 頭部外傷（head injury），頸部外傷（neck injury），顔面外傷（facial injury），視覚障害（visual impairment），労働者災害（labor accident）

Abstract：身体障害者福祉法は身体障害者の福祉増進をはかることを目的とするものであり，眼科医は視覚障害の領域で「視力障害と視野障害」の判定をしばしば行っている．もう1つ重要な法律に労働者災害補償保険法がある．これは，労働災害によるさまざまなハンデキャップを補填する目的のために，必要な保険給付とともに福祉サービスの提供を定めた法律である．これには身体障害者認定で必要な「視力障害と視野障害」の評価のほかに，「眼球運動障害（複視）」，「調節障害」，「眼瞼欠損」，「外傷性散瞳」を機能障害として評価する必要がある．これらの機能障害は眼球外傷だけでなく，顔面さらに頭頸部外傷で頻繁に起こりうるため，眼科医としてその機能評価を正確に行うことが求められる．本稿では，外傷部位をⒶ頭部，Ⓑ頸部，Ⓒ顔面に分類して，視機能障害を生じる疾患を解説する．最後に労働者災害補償保険法における眼の障害等級認定基準についての概略を示す．

はじめに

私たちはいわゆる「視覚」を自ずから駆使しさまざまな日常生活を送っている．その視覚は全知覚の80％を司っていると考えられている．視覚を感じとる感覚器は眼球であり，その機能には視力・形態覚，視野，光覚，色覚，調節，屈折がある．さらに両眼を連動させる機能に両眼視機能・眼球運動，輻輳・開散等がある．眼球とその付属器が巧みに連動することで複雑な機能を「1つの視覚」として私たちに知覚させている．身体障害者法における視覚障害等級は「視力」と「視野」のみで判定をしているが，前述のように「視覚」は複数の視機能の連動で知覚するものであり，当然のことながら，他の視機能評価も必要になる．労働災害補償保険法では視力，視野障害のみならず，「複視」，

「調節障害」，「眼瞼欠損」，「外傷性散瞳」を機能障害として追加評価している（図1）．

外傷によってさまざまな視機能障害が生じる．その原因の多くは眼球とその付属器の直接損傷によるものであるが，頭部・頸部外傷でも視機能障害が生じることは知られている．本稿では，外傷部位をⒶ頭部，Ⓑ頸部，Ⓒ顔面に分類して，視機能障害を生じる疾患を解説する．最後に労働者災害補償保険法における眼の障害等級認定についての概略を示す．

Ⓐ頭部外傷

頭部外傷後に視力視野障害や複視を自覚する症例にしばしば遭遇する．頭蓋底には構造的に脆弱な「縫合線」や視神経管を代表とする「孔」が開いており，外傷によって損傷を受けやすい部位である．

* Hidetoshi ONDA，〒142-8555　東京都品川区旗の台 1-5-8　昭和大学医学部眼科学講座，主任教授

種　類	具 体 的 障 害 の 程 度 及 び 内 容															
眼球の障害		視　　力				調 節 機 能		視野障害　※視野表添付の場合記入不要								
		裸眼	眼鏡による矯正（常用の可・否）		CL・眼内レンズによる矯正	調節力（水晶体摘出の有無）		d	上外	外	外下	下	下内	内	内上	
	右		（可・否）			（　　　）D										
	左		（可・否）			（　　　）D										
	眼球運動障害	1　複視の有無　　　イ　正面視で複視を生ずる　　　ロ　正面視以外（左右上下等）で複視を生ずる				2　注視野の広さ（8方向）	右									
							左									
眼瞼の障害	※眼瞼・まつ毛の欠損、運動障害　　（開瞼時・閉瞼時の写真を添付してください。）					外傷性散瞳（右・左）　イ　1眼の瞳孔の対光反射が著しく障害され、著明な羞明を訴えるもの　ロ　1眼の瞳孔の対光反射はあるが不十分で羞明を訴えるもの										

図 1. 障害者見舞金支払請求用障害者診断書より抜粋

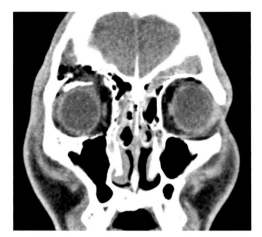

図 2. 右眼窩 Blow-in 骨折

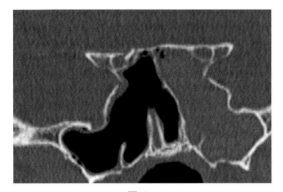

図 3.
右視神経管の上壁の骨折と骨片の視神経への嵌頓を認める.

1. 頭蓋底骨折

1）前頭蓋底

a）眼窩上壁骨折：眼窩上壁と頭蓋底はお互いが表裏を成すもので，診療科別に都合上，別呼称になっている．前頭頬骨縫合の解離部位に眼窩脂肪が嵌頓した場合や頭蓋底側から骨片が眼窩内に陥頓することで眼球運動障害が生じる．特に後者は眼窩内組織が上顎洞に吹き抜ける Blow-out に対して Blow-in 骨折[1)2)]と呼称する（図2）.

b）視神経管骨折：視神経管は蝶形骨小翼を貫く長さ8 mm，直径6 mm で，内部に視神経と眼動脈が貫通している．前頭蓋底骨折により視神経管上壁に相当する部位が骨折する（図3）.骨片が視神経を直接圧迫している場合には視力・視野障害を生じる.

2）中頭蓋底

中頭蓋底には上眼窩裂が開口しており，動眼神経，滑車神経，外転神経が貫通している．骨折部位に応じて直接神経が圧迫され，眼球運動障害が生じる.

3）内頸動脈海綿静脈洞瘻

海綿静脈洞内には動眼神経，外転神経，滑車神経および三叉神経第1枝と第2枝が走行している．頭部外傷によって内頸動脈と静脈洞に交通が形成されることで流入血液による圧迫性神経症が生じる．また，眼窩内の静脈圧が上昇するため前眼部にコークスクリューサインと呼ばれる血管蛇行や眼球の拍動性突出を認める．眼球運動障害を生じる.

2. 外傷性頭蓋内出血

1）硬膜下出血，硬膜外出血による直接的な神経圧迫

血腫形成（図4）が生じると，その周囲の脳神経圧迫による視力・視野障害および眼球運動障害が生じる（図5）.

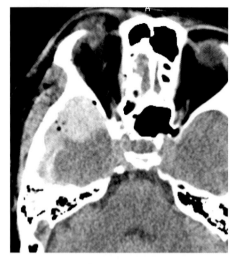

図 4.
右側頭葉周囲に血腫形成を認める.

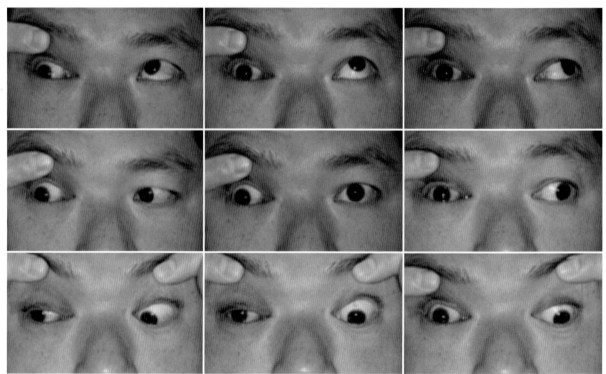

図 5. 図 4 の症例の 9 方向眼位
右動眼神経麻痺, 滑車神経麻痺を認める.

2) くも膜下出血後の頭蓋内圧上昇に伴う硝子体への血液散布(Terson 症候群[3])

頭部外傷後の眼底検査で硝子体出血(図 6)を認めた場合, 急激な頭蓋内圧の上昇を疑い頭部画像検査を行う. 視神経は脳硬膜に包まれているため, くも膜下出血の流入が原因となり<u>視力障害</u>を生じる. 通常両眼性である.

3. 脳幹出血, 核下神経の剪断

脳幹には眼球運動神経核が存在しており, 脳幹内出血による神経核障害, または神経核から出た神経線維の剪断による核下神経障害による<u>眼球運動障害</u>を生じる.

1) 外傷性滑車神経麻痺

滑車神経は脳幹背側から出て左右が交差し脳幹前方に向きを変える. その後, 椎体脇を走行して

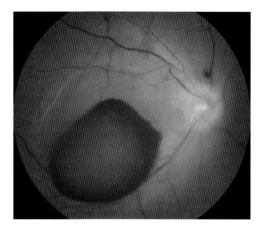

図 6.
Terson 症候群の眼底写真
硝子体ポケット内に硝子体出血を生じている.

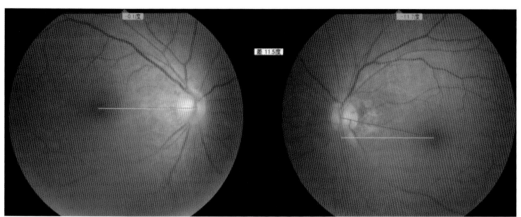

図 7. 左滑車神経麻痺. 70 歳, 女性
頭部外傷後眼底写真. 左眼は外方回旋している.

上眼窩裂から眼窩内に入る. 脳神経のなかで最も走行が長い神経であるため外傷に弱い. 回旋複視が生じるため Bielschowsky head tilt test (BHTT) で複視の増強があれば本疾患を強く疑う. 両眼の眼底写真で左右眼の視神経乳頭と黄斑の位置関係を比較する(図7). 両側神経障害の場合は下方視での複視は軽度であるが, 時間経過で左右の障害差が生じると BHTT で左右差を認める. ボクシングやプロレスラーの頭部振盪後にしばしば生じる.

Ⓑ頸部外傷

車の衝突や急停車は慣性の法則により, 車内の人にかなりの運動エネルギーが生じる. さらに重い頭がその前後で急速に振られることで頸部捻挫をきたす. 頸部には交感神経が走行しており, この障害により多様な全身症状と特徴的な視機能障害を生じる. しばしばその症状群は不定愁訴として扱われることが多い.

1. 外傷性 Horner 症候群

交感神経・節後線維の損傷で生じる. 症状として, 縮瞳, 軽度眼瞼下垂, 瞼裂狭小化, 血管拡張に伴う結膜充血, 顔面の発汗異常・紅潮を認める.

2. むち打ち症, 脊髄圧減少症

むち打ち症後に生じる全症状は軽度のものから重度のものまで多彩である. その原因の一つに脳脊髄液減少症候群[4]~[6]がある. 症状として急性期の起立性頭痛を 89.4% に認める. それ以外の随伴症状にめまい(40%), 頸部痛, 嘔気, 聴覚障害, 視覚障害(視力障害, 霞視, 複視, 光過敏, 視力低下, 視野異常, 調節障害(図8), 近視化)(12%), 嚥下障害, 集中力低下, 倦怠感等がある.

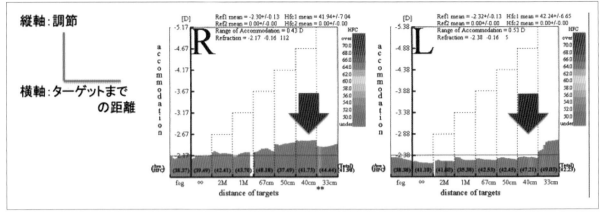

図 8. 42 歳，男性.
交通事故後に AA2 検査にて調節障害を認める．調節力は右 0.43 D, 左 0.53 D であり，
健常 40 歳と比較し 1/4 に減弱している.

©顔面外傷

顔面，特に眼周囲の打撲や穿孔によって生じる．眼球そのものを受傷する場合，または眼窩を含めて受傷する場合がある．作業中の転落転倒，飛来物との衝突，液体の飛散，時にレーザー光照射等，作業中の不慮の事故で生じることが多い.

1．眼球外傷

鈍的眼外傷では脈絡膜断裂，黄斑下出血，黄斑円孔，眼球破裂等で不可逆的な視覚障害を生じうる．それらのうち眼球破裂は最も重症な疾患であり重度の視力障害を生じる．化学薬傷や熱傷による角膜混濁でも重症例は重度の視力障害を生じる．両眼に生じることがある.

2．眼窩外傷[7]
1）眼窩骨折[8]

拳大の鈍的な外力が眼部に加わった場合，眼窩を構成する骨，特に下壁と内壁に骨折が生じ，さらに骨折部に眼窩内容(主に眼窩脂肪，外眼筋)が嵌頓し，眼球運動障害(複視)が生じる．眼窩下壁骨折では垂直方向の眼位で複視を自覚することが多いが，重症な場合，全方向の眼位で複視を自覚する．特に正面視での複視の自覚は最重症である．外眼筋の絞扼により眼球運動障害と迷走神経反射症状が強く出ている場合，緊急手術を行う．眼内病変(前房出血，網膜剥離，脈絡膜出血，外傷性白内障等)を 17％に合併し，視力障害(視力 1.0

未満)を 1.5％に生じる[9].

2）外傷性視神経症[10]

受傷直後から著明な視力・視野障害を生じる．患側の外側眉毛部に挫創を伴う．対光反射で，相対的瞳孔求心路障害(relative afferent pupillary defect：RAPD)を生じる．Swinging flash-light test が有用かつ簡便で Marcus-Gunn pupil を検出することで診断できる．視神経乳頭の色調は，受傷から 2 週間経過する頃に蒼白化してくることが多い.

3．眼瞼外傷

眼瞼断裂や裂傷により眼瞼下垂を生じる．また鈍的に強い外力が加わった場合には眼瞼欠損が生じる．兎眼症が生じるため眼瞼再建が必要になる.

労働者災害補償保険法における眼の障害等級認定基準(平成 16 年 6 月 4 日公布)

眼の障害については，障害等級表(表 1)上，眼球の障害として視力障害，調節機能障害，運動障害および視野障害について，また，まぶたの障害として欠損障害および眼球運動障害について等級が定められている．以下に基準の概略を記す.

1．視力障害
1）視力について

眼鏡もしくはコンタクトレンズによる矯正視力を評価する．矯正が不能の場合は裸眼視力による．眼球を亡失(摘出)したもの，視力が光覚弁お

表 1. 労働災害補償保険法施行規則 別表第一 障害等級表（眼の障害のみ抜粋）

第一級	一	両眼が失明したもの
第二級	一	一眼が失明し，他眼の視力が 0.02 以下になったもの
	二	両眼の視力が 0.02 以下になったもの
第三級	一	一眼が失明し，他眼の視力が 0.06 以下になったもの
第四級	一	両眼の視力が 0.06 以下になったもの
第五級	一	一眼が失明し，他眼の視力が 0.1 以下になったもの
第六級	一	両眼の視力が 0.1 以下になったもの
第七級	一	一眼が失明し，他眼の視力が 0.6 以下になったもの
第八級	一	一眼が失明し，または一眼の視力が 0.02 以下になったもの
第九級	一	両眼の視力が 0.6 以下になったもの
	二	一眼の視力が 0.06 以下になったもの
	三	両眼に半盲症，視野狭窄または視野変状を残すもの
	四	両眼のまぶたに著しい欠損を残すもの
第十級	一	一眼の視力が 0.1 以下になったもの
	一の二	正面視で複視を残すもの
第十一級	一	両眼の眼球に著しい調節機能障害または運動障害を残すもの
	二	両眼のまぶたに著しい運動障害を残すもの
	三	一眼のまぶたに著しい欠損を残すもの
第十二級	一	一眼の眼球に著しい調節機能障害または運動障害を残すもの
	二	一眼のまぶたに著しい運動障害を残すもの
第十三級	一	一眼の視力が 0.6 以下になったもの
	二	一眼に半盲症，視野狭窄または視野変状を残すもの
	二の二	正面視以外で複視を残すもの
	三	両眼のまぶたの一部に欠損を残し，またはまつげはげを残すもの
第十四級	一	一眼のまぶたの一部に欠損を残し，またはまつげはげを残すもの

表 2. 5 歳ごとの年齢における調節力

年　齢	15	20	25	30	35	40	45	50	55	60	65
調節力(D)	9.7	9.0	7.6	6.3	5.3	4.4	3.1	2.2	1.5	1.35	1.3

および手動弁は失明とする．指数弁は失明に含まれない．

2）両眼の視力障害について

障害等級に掲げられている両眼の視力障害の該当する等級をもって認定する．1 眼ごとの等級を定め，併合繰り上げの方法を用いて準用等級を定める取り扱いは行わない．ただし，両眼の該当する等級よりも，いずれか 1 眼の該当する等級が上位である場合は，その 1 眼のみに障害が存ずるものとみなして，等級を認定する．

2．調節機能障害

1）1 眼を被災した場合で，被災していない眼の調節力に異常がない場合の調節機能障害の判断

被災した眼と被災していない眼の調節力とを比較して 1/2 以下に減じている場合に認める．この補償の対象にならない者は，被災していない眼の調節力が 1.5 D 以下のものとする．

2）両眼を被災した場合または 1 眼を被災し，被災していない眼の調節力に異常が認められる場合の調節機能障害の判断

被災した眼と 5 歳ごとの年齢の調節力（表 2）とを比較して 1/2 以下に減じている場合に認める．この補償の対象にならない者は，両眼を被災した場合または 1 眼を被災し，被災していない眼の調節力に異常が認められる場合には 55 歳以上のものとする．

3．眼球運動障害・複視

複視とはものが 2 重に見える状態であり，「障害等級の複視」とは「両眼複視」をさす．等級表の「複視を残すもの」とは，①本人が複視を自覚していること，②眼筋の麻痺等複視を残す明らかな原因

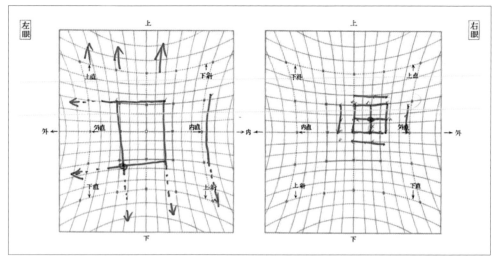

図 9.「正面視で複視を残すもの」のヘスチャートの例
中心および上下内の 15° で複視あり．右眼が患眼で眼窩骨折後

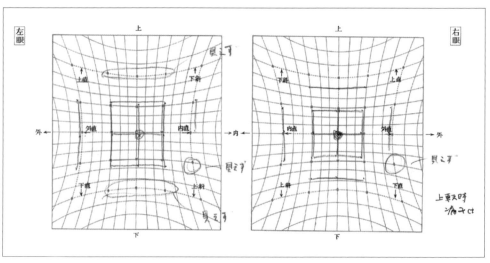

図 10.「正面視以外で複視を残すもの」のヘスチャートの例
上下 30° で複視あり．右眼が患眼で眼窩骨折後

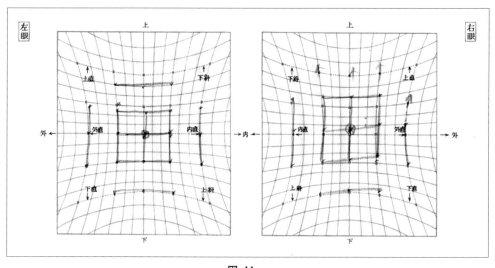

図 11.
上方視で自覚複視はあるが，ヘスチャートでは 15°，30° のいずれにもズレがないため
「複視なし」となる．左眼が患眼で眼窩骨折後

が認められること，③ヘススクリーンテストにより患側の像が水平方向または垂直方向の目盛りで5°以上離れた位置にあることと定められている．複視は眼球の運動障害によって生ずるものだが，複視を残すとともに眼球に著しい運動障害を残す場合は，いずれかの上位の等級で認定する．

1）「正面視で複視を残すもの」

ヘススクリーンテストにより正面視で複視が中心の位置に確認されたもの(図9)

2）「正面視以外で複視を残すもの」

1)以外のもの(図10)

＜追補と解釈＞

ヘスチャートの15°（中心と内枠の9計測点）を正面視，そして30°（外枠16計測点）を正面視以外と考える．患側（小さく検出される側）にズレ（本来指し示す点との角度ズレ）が1マス（5°）以上あれば複視ありと判断する．自覚複視があれどもヘスチャートのズレが5°未満であれば「複視なし」と診断する(図11)．

ヘススクリーンテストは麻痺筋の同定と運動制限量の定量が可能であり，正常所見と受傷後所見を比較可能である．しかし，融像が除去されるため自覚複視を直接反映していない．また検査範囲が中心30°以内のため，30°以外に複視の訴えがある場合は測定ができない．周辺の複視の検出には両眼単一注視野検査を用いることが適切である．自覚複視をとらえる他覚検査として有用であるが，正常視野に個人差があるため，受傷前との比較が困難である．

4．視野障害

①視野の測定にはGoldman視野計によること．
②「半盲症」「視野狭窄」および「視野変状」とはV/4指標による8方向の視野の合計が，正常視野の角度の合計の60%以下になった場合をいう．なお，暗点を採用し，比較暗点は採用しないこと．

5．まぶたの障害

1）眼瞼欠損

a）まぶたに著しい欠損を残すもの：閉瞼時に角膜を完全に覆い得ない程度のもの．

b）まぶたの一部に欠損を残すもの：閉瞼時に角膜を完全に覆うことはできるが，球結膜が露出している程度のもの．

c）まつげはげを残すもの：まつげ縁の1/2以上にわたってまつげのはげを残すもの．

2）眼瞼運動障害

開瞼時に瞳孔を完全に覆うもの，または閉瞼時に角膜を完全に覆えないもの．

6．併合，準用，加重による等級の変化

1）併合

まぶたの障害において，系列を異にする2つ以上の障害が存在する場合は，併合して等級を定める．

例：1眼のまぶたの著しい欠損障害(第11級の3)と他眼のまぶたの著しい運動障害(第12級の2)が存在する場合には，併合第10級となる．

2）準用

障害等級表に掲げるもの以外の障害については，障害等級表に掲げる障害に準じてその等級を定める．

a）外傷性散瞳：

（a）1眼の瞳孔の対光反射が著しく障害され，著名な羞明を訴え労働に著しく支障をきたすものについては，第12級を準用する．

（b）1眼の瞳孔の対光反射はあるが不十分であり，羞明を訴え労働に支障をきたすものについては，第14級を準用する．

（c）両眼が(a)の場合には第11級を，また(b)の場合は第12級をそれぞれ準用する．

b）併合の方法を用いて準用等級を定めるもの：同一眼球に，系列の異なる2つ以上の障害が存在する場合は，原則として併合の方法を用いて準用等級を定める．

3）加重

目については，両眼球を同一部位とするので，加重により障害補償給付の額を算定するものである．

文　献

1) Lofrese G, Mongardi L, De Bonis P, et al：Spontaneous Repositioning of Isolated Blow-In Orbital Roof Fracture：Could Wait and See Be a Strategy in Asymptomatic Cases? J Craniofac Surg, **31**(3)：e263-e266, 2020.

2) Rountree KM, Blase JJ：Isolated orbital roof blow-in fracture. Trauma Case Rep, **12**：16-18, 2017.
   Summary　Blow-in 骨折の症例.

3) Citirik M, Tekin K, Teke MY：Terson syndrome with persistent vitreous hemorrhage following traumatic brain injury. Saudi J Ophthalmol, **33** (4)：392-397, 2019.

4) 鈴木佳代, 高橋明弘, 新明康弘ほか：求心性視野狭窄を呈した交通外傷後脳脊髄液減少症. 臨床眼科, **71**(3)：301-307, 2017.

5) 小黒美樹, 峯田周幸：眼球運動異常をきたした脳脊髄液減少症の2症例. Equilibrium Research, **76**(3)：146-152, 2017.

6) 佐藤慎哉：脳脊髄液漏出症の診断と治療・厚生労働省研究事業の総括. 脊椎脊髄ジャーナル, **29** (10)：926-931, 2016.
   Summary　本疾患の診断と治療法, 眼症状について記載.

7) 恩田秀寿：眼窩疾患の救急. MB OCULI, **44**：44-49, 2016.
   Summary　眼窩骨折, 外傷視神経症を代表する眼窩救急疾患のまとめ.

8) 山中行人, 渡辺彰英：眼窩壁骨折の診断と手術適応. MB OCULI, **52**：44-49, 2017.

9) 田辺芳樹, 恩田秀寿, 小出良平ほか：眼窩底骨折における眼内損傷の発生頻度の検討. 日職災誌, **58**(6)：251-255, 2010.

10) 恩田秀寿：外傷性視神経症の救急対応. MB OCULI, **52**：50-55, 2017.

MB OCULI. No. 91 : 51 - 62, 2020

特集／職業性眼障害のマネージメント

中途視覚障害者への職域マネージメント

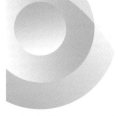

髙橋　広*1　村上美紀*2

Key Words : 中途視覚障害者(person with acquired visual disabilities), ロービジョンケア(low vision care), 就労支援マネージメント(employment support management), 就労支援マニュアル(support manual for employment), 心のケア(mental health care)

Abstract : 我が国の視覚障害者は 164 万人といわれており, 視覚障害の特性や程度は極めて多様であるが, 社会の ICT 技術の進展に伴い, 視覚障害者を取り巻く状況は変わってきた. その結果, 彼らはより多様な職業, 職種で働くことが可能となってきたが, そのためには視覚障害者としての適切な教育や職業訓練を受けることが必要である.
　中途視覚障害者が働くうえで, 読み書き能力, 安全な移動能力, コミュニケーション能力等が必要であり, 当事者は職場に潜む心のバリアを取り除くことも重要である. これらを眼科, 職場, 福祉・訓練施設の各々が行っているが, その間の連携が必要で, それが職場に求められるマネージメント力である. その 1 つの指針として, 我々の行った日本医療研究開発機構(AMED)研究にて作成した「視覚障害者の就労支援マニュアル」を活用した中途視覚障害者の職域マネージメント方法を述べる.

はじめに

　我が国の視覚障害者は 164 万人(0.5 未満のロービジョン者, 2007 年日本眼科医会研究班報告)といわれているが, 視覚障害の特性や程度は極めて多様である. しかし, 社会の ICT 技術の進展に伴い, 視覚障害者を取り巻く状況は変わってきた. その結果, 彼らはより多様な職業, 職種で働くことが可能となってきたが, そのためには視覚障害者としての適切な教育や職業訓練を受けることが必要である. そしてさらに, 視覚障害者の持つ視機能および教育・進路支援の成果と, 雇用する側

のニーズとをマッチングさせる必要がある.
　また, 視覚障害者の多くは中途のロービジョン者で, 適切な就労支援を受けることができないと職を失う危険性が高く, 再就職も容易ではない. この就労支援は, 眼科, 職場, 福祉・訓練施設の各々が行っているが, その間の連携が不十分である. その結果, 視覚障害者の雇用に地域間格差が生じ, 雇用する側の対応の仕方もさまざまで, 場合によっては離職に直面する等の社会的な問題が生じている.
　視覚障害者が働くうえで求められる能力は, 読み書き能力, 安全な移動能力, コミュニケーション能力等であり, これら基本的能力を獲得したうえで, 当事者は職場に潜む心のバリアを取り除くことも重要である[1]. これらをどのようにして, 評価し, 訓練・支援していくかが, 職場に求められるマネージメント力である. その 1 つの指針として, 我々の行った日本医療研究開発機構

*1 Hiroshi TAKAHASHI, 〒802-0803　北九州市小倉南区春ヶ丘 10-4　北九州市立総合療育センター眼科, 部長
*2 Miki MURAKAMI, 〒808-0144　北九州市若松区高須東 3-13-10　むらかみ眼科医院, 副院長／〒807-8556　北九州市八幡西区医生ヶ丘 1-1　産業医科大学眼科学教室

（AMED）研究にて作成した「視覚障害者の就労支援マニュアル」を活用した中途視覚障害者の職域マネージメント方法を述べる．

本マニュアルは2017〜19年度，日本医療研究開発機構（AMED）研究成果である．

日本医療研究開発機構（AMED）障害者対策総合研究開発事業「視覚障害者の就労実態を反映した医療・産業・福祉連携による支援マニュアル開発」の研究

本研究は，産業医科大学眼科学教室 近藤寛之教授の下に2017年度から3年間行われ，その概要を記す．

2017年度には，医療機関をはじめとする諸機関へ就労支援のアンケートおよびインタビューによる実態調査を行い，以下のことが明らかになった．

① 眼科医療におけるロービジョンケアを行っている病院・診療所は少ない．

② リハビリテーション科においては，ニーズはあるが視覚単独障害を持つ者に対するリハビリテーションは行われていない．

③ 企業における視覚障害者支援には限界がある．

④ 訓練所においては自立訓練に多くが割かれ，職業訓練を行っている施設は全国的にもわずかである．

⑤ これらの機関をつなぐコーディネート役は，公的にハローワーク等の労働が行うべきであるが，十分にその任を果たしていない．

2年目である2018年度には，就労移行支援事業所，視覚特別支援学校ならびに日常生活・職業訓練を受けた視覚障害者へのアンケートおよびインタビュー調査を行った結果，就労移行支援事業所は，視覚障害者の就労をマネージメントできる立場になりうるが，経験不足が明らかとなった．そのため，彼らこそが使える就労支援マニュアルの必要性を強く感じた．

最終年度である2019年度に，これまでの2年間の実態調査をもとに，地域特性を考慮した視覚障害者就労支援をICF（国際生活機能分類）に準じた

マニュアルを完成させた（図1〜6）．日本眼科医会もAMED研究を行い，強力に日本版スマートサイト構築を推進し，ロービジョンケアの普及には貢献しているが，就労支援が可能な眼科医療の拡大には至っていない．また，視覚障害者がかかわる他の施設・機関でも就労支援につながる経験は乏しく，どのように対応すれば良いかわからない状況はこの3年間変わりなかった．

そこで，我々は，就労支援マニュアルの中で，就労支援フローチャート（就労支援のスリーステップ）を提言した（図2）．

「視覚障害者の就労支援マニュアル」の活用

視覚障害者の就労には，何らかの機関が支援者として必ず介在しているが，それは決して十分ではない．その支援者が活用できるマニュアルがあれば，視覚障害者の就労に対して，適切な施設・機関が支援できる体制が作れると考え，就労支援にかかわるさまざまな機関をフローチャートで関連付け，視覚障害者就労支援のスリーステップとした．

1st Step では，眼科は視機能の評価（図2），病院リハ科・訓練施設・視覚特別支援学校ではADL（日常生活動作）評価（図3），その他の施設（職場・点字図書館・ハローワーク等）では実状把握と就労に必要な事項の整理をし，必要な情報を就労支援シートに記載する（図4）．適切な支援機関・施設につないだ後，そこからさらに支援シートで自立訓練施設に連携する．

2nd Step の自立訓練施設では，支援シートにもとづいて評価・情報の集約・把握後，必要な訓練を行う．

そして，3rd Step では，仕事をするのに高度なパソコン技術等の習得が必要であれば，職業訓練施設へつなぐことで，より質の高い就労に結びついていく．

日常の眼科診療のなかで，眼疾患等によって仕事をすることに不安を抱えている患者と出会ったときを例に，示してみたい．まず，眼科医や視能

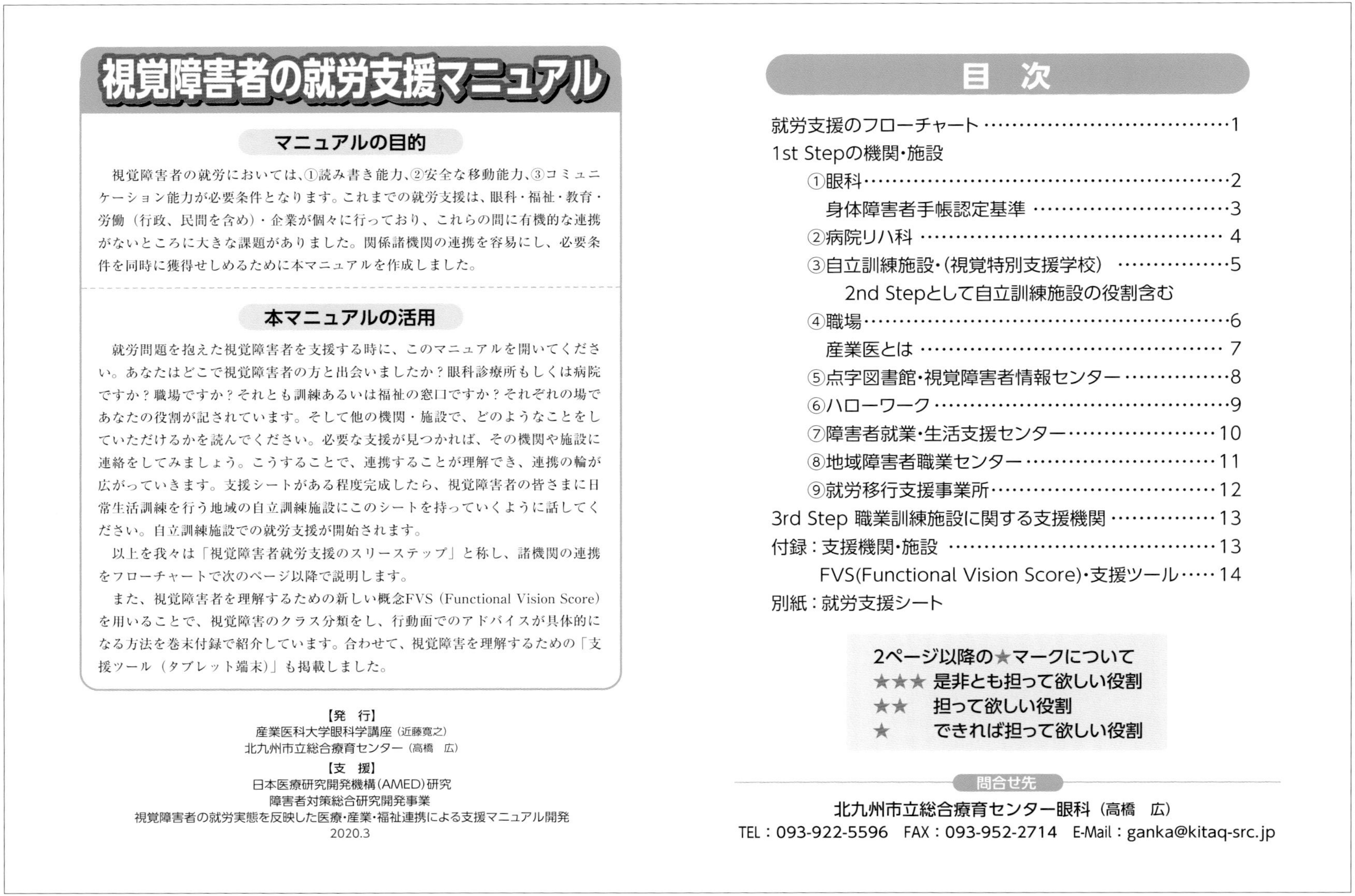

視覚障害者の就労支援マニュアル

マニュアルの目的

視覚障害者の就労においては、①読み書き能力、②安全な移動能力、③コミュニケーション能力が必要条件となります。これまでの就労支援は、眼科・福祉・教育・労働（行政、民間を含め）・企業が個々に行っており、これらの間に有機的な連携がないところに大きな課題がありました。関係諸機関の連携を容易にし、必要条件を同時に獲得せしめるために本マニュアルを作成しました。

本マニュアルの活用

就労問題を抱えた視覚障害者を支援する時に、このマニュアルを開いてください。あなたはどこで視覚障害者の方と出会いましたか？眼科診療所もしくは病院ですか？職場ですか？それとも訓練あるいは福祉の窓口ですか？それぞれの場であなたの役割が記されています。そして他の機関・施設で、どのようなことをしていただけるかを読んでください。必要な支援が見つかれば、その機関や施設に連絡をしてみましょう。こうすることで、連携することが理解でき、連携の輪が広がっていきます。支援シートがある程度完成したら、視覚障害者の皆さまに日常生活訓練を行う地域の自立訓練施設にこのシートを持っていくように話してください。自立訓練施設での就労支援が開始されます。

以上を我々は「視覚障害者就労支援のスリーステップ」と称し、諸機関の連携をフローチャートで次のページ以降で説明します。

また、視覚障害者を理解するための新しい概念FVS（Functional Vision Score）を用いることで、視覚障害のクラス分類をし、行動面でのアドバイスが具体的になる方法を巻末付録で紹介しています。合わせて、視覚障害を理解するための「支援ツール（タブレット端末）」も掲載しました。

【発　行】
産業医科大学眼科学講座（近藤寛之）
北九州市立総合療育センター（高橋　広）
【支　援】
日本医療研究開発機構（AMED）研究
障害者対策総合研究開発事業
視覚障害者の就労実態を反映した医療・産業・福祉連携による支援マニュアル開発
2020.3

目　次

2ページ以降の★マークについて
★★★ 是非とも担って欲しい役割
★★ 担って欲しい役割
★ できれば担って欲しい役割

問合せ先
北九州市立総合療育センター眼科（高橋　広）
TEL：093-922-5596　FAX：093-952-2714　E-Mail：ganka@kitaq-src.jp

図 1. 視覚障害者の就労支援マニュアル：表紙と目次

① 眼　科

眼疾患の把握

眼疾患
病歴　発症？　受診歴　診断日　治療の可否
全身疾患（肥満　高血圧　糖尿病　妊娠　など）
精神疾患（ストレス　うつ状態　うつ病　など）
既往歴
家族歴

視機能の把握

1. 視力検査（★★★）
2. 視野検査（★★★）
3. 近見視力（★★★）
4. コントラスト感度評価（★）
5. 両眼視機能検査（★）
6. 色覚検査（★）
7. まぶしさ評価（★）
8. 読み書き評価（★）
9. 補助具の選定・訓練（★）
眼科から他の機関・施設へは上記の検査結果を伝えてください。

その他

1. 身体障害者手帳の認定・確認（★★）
2. 指定難病や障害年金などの認定・確認（★）
3. 心のケア（★）

連携への糸口：
視覚に障害がありながら、働こうとしている人に出会った
ら、視機能情報を近隣の1st Step機関に提供し、その人にも
これら機関があることを紹介しましょう。（13ページ参照）

就労支援のフローチャート

視覚障害者就労支援のスリーステップ

1st Step：眼科は視機能の把握を中心に、リハ科・訓練施設・視覚特別支援学校では ADL（日常生活動作）評価を中心に、その他の施設（職場・点字図書館・ハローワーク等）では実状把握と就労に必要な事項の整理をします。したがって、必要な情報を支援シートに記載して、適切な支援機関・施設につなぎ、そして、そこから支援シートで自立訓練施設に連携します。

2nd Step：自立訓練施設では、支援シートに基づいて評価・情報の集約・把握、必要な訓練を行います。

3rd Step：仕事をするのに高度なパソコン技術等の習得が必要であれば、職業訓練施設へつなぎます。

各施設の役割は、ページに列挙してあります。

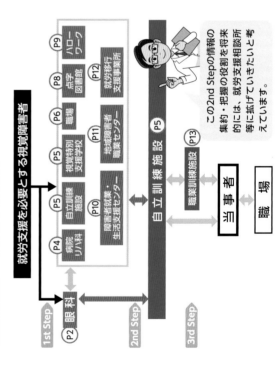

この2nd Stepの情報の集約・把握の役割を将来的には、就労支援相談所等に拡げていきたいと考えています。

図 2. 視覚障害者の就労支援マニュアル：就労支援フローチャートと①眼科（就労支援マニュアル 1, 2頁）

❸ 自立訓練施設・(視覚特別支援学校)

役割

1. 公的支援（手帳、指定難病等）の確認 (★★★)
2. 日常生活の評価・訓練 (★★★)
3. 読み書き評価・訓練 (★★★)
4. 歩行評価・訓練 (★★★)
5. 補助具の選定・訓練 (★★)
6. 拡大読書器の選定・訓練 (★★★)
7. 視覚障害者用パソコンの選定・訓練 (★★★)
8. コミュニケーション能力を向上させる訓練 (★)
9. 職業訓練への導入と訓練施設との連携 (★★★)
10. 心のケア (★★)

就労に必要な訓練

1. 日常生活が可能であることの自覚を促す
2. 文字処理は補助具の必要性の確認・評価
3. 必要な光学的補助具の使用の評価・訓練
4. 拡大読書器の使用の評価・訓練
5. 視覚障害者用パソコンの評価・訓練
6. 職業訓練への導入の可否

就労支援の2nd Stepとしての役割

地域によって職業訓練施設が偏在しているので、必要とされている職業訓練が異なります。

パソコンの活用は職場では高効率が求められますが、導入時や訓練初期にはやる気を失わせないことも大切です。とにかく視覚障害者もやる気を失わせないことも大切です。とにかく視覚障害者も努力すれば、就労可能であることを感じさせるように指導します。単独で歩行できるように訓練することで就労する機会が向上します。

❹ 職　場

役割

1. 就労の意思・配慮の申し出の確認 (★★★)
2. 通勤を含む安全上の評価 (★★★)
3. 職場環境整備 (★★)
4. 障害にあった業務の割り当て (★)
5. 専門機関との連携 (★★)

具体的な支援のポイント

1. 職場支援は本人が配慮の申し出をすることから始まります。
2. 職場での移動に際しての安全性の評価をし、労働環境の整備方法や白杖の使用などを提案します。
3. 見えづらさを評価した職場環境の整備を行います。
4. 安全を確保できないと思われる時は上司に対し、出勤や作業を取りやめるよう助言します。
5. ロービジョン外来や訓練施設に継続して通院する精神面での支援をします。
6. 職場に配慮を求めるのみならず、自分自身でも努力するように指導します。

職場との連携のポイント

1. 職場の義務は従業員を安全に就業させることであることを理解し安全性を担保する働き方について提案します。
2. 事業場に個人情報提供する際は、①利用目的、②周知の範囲、③本人同意、がなされているか確認します。
3. 最終的な配慮事項は職場に意思決定権があるので、配慮が得られやすいよう工夫を行います。

眼科医は会社との対応で困ったことがあれば、まず産業医に連絡を。職場は眼科医と相談しながら安全に無理なく働くことができる環境整備を。

図3. 視覚障害者の就労支援マニュアル：③自立訓練施設・(視覚特別支援学校)と④職場 (就労支援マニュアル5、6頁)

1st Step施設からの課題・アドバイス

1st Stepの施設は以下の欄に、貴施設での課題とアドバイスを記載してください。そして、必要と考えられる施設・機関に連携をとり、その下の欄に記載してもらってください。どの施設・機関でも必要な情報ですので、眼科からの視機能評価は、まず眼科との連携をお勧めします。このようにして、まとまったものを2nd Stepである自立訓練施設に伝えてください。

眼科からの課題とアドバイス
（　　年　　月　　日）

記載：所属（　　　　　）職種（　　　　　）氏名（　　　　　）

（病院リハ科　訓練施設　視覚特別支援学校　職場　点字図書館　ハローワーク　障害者就業・生活支援センター　地域障害者職業センター　就労移行支援事業所）からの課題とアドバイス（所属する機関に○印してください）
（　　年　　月　　日）

記載：所属（　　　　　）職種（　　　　　）氏名（　　　　　）

（病院リハ科　訓練施設　視覚特別支援学校　職場　点字図書館　ハローワーク　障害者就業・生活支援センター　地域障害者職業センター　就労移行支援事業所）からの課題とアドバイス（所属する機関に○印してください）
（　　年　　月　　日）

記載：所属（　　　　　）職種（　　　　　）氏名（　　　　　）

就労支援シート（2nd Step：自立訓練施設へ）

記入または○をつけてください。

基本情報

1. 氏名（　　　　）年齢（　　）歳　性別（男　女）
2. 病名（　　　　）
3. 視機能　視力：右（　　）左（　　）
   視野：右（　　）左（　　）
   その他（　　　　）
4. 身体障害者手帳（　）級（視力　）級、視野（　）級
5. 文字処理方法　視覚　音声　点字　併用（　　）
6. 移動方法　単独（白杖　あり　なし　）介助　盲導犬　同行支援
   他（　　　）
7. 会社での支援の有無（ある：具体的に　　　　　　ない）
8. 産業医との連携の有無（ある：具体的に　　　　　ない）
9. 個人情報
   ①最終学歴（　　　　　）
   ②職　歴（　　　　　）
   ③最終職歴（　　　）職種（　　　）職位（　　　）
   ④家族構成と家族歴（　　　　　）
   ⑤自　宅（持家　借家　）
   ⑥相談相手の有無（ある：具体的に　　　　　ない）
   ⑦障害受容（できている　ほぼ　多少　できていない）
   ⑧就労意欲（ある　多少　ない）
   ⑨情　緒（安定　多少　不安定）
   ⑩精　神　病（うつ病　その他：　　　）

視力や視野などの視機能データは身体障害者手帳に記載されている内容が必ずしも最新のものではありませんので、眼科からその情報を得ることをお勧めします。
そして、さらに必要な支援があれば、このシートのコピーを取ってその支援先に持たせてください。最終的には、自立訓練を行う施設で、職業訓練を開始していただきたいと思います。その後、より専門的な訓練が必要なら職業訓練施設に繋ぐことになります（3rd Step）。

図 4. 視覚障害者の就労支援マニュアル：就労支援シート

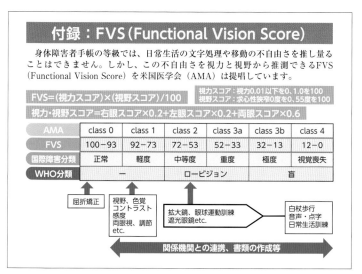

図 5. 視覚障害者の就労支援マニュアル：FVS（functional vision score）（就労支援マニュアル 14 頁上段）

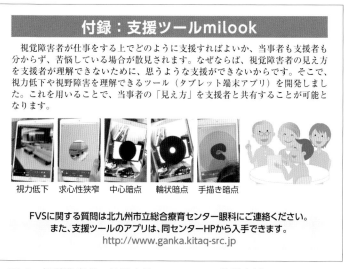

図 6. 視覚障害者の就労支援マニュアル：就労支援ツール milook（就労支援マニュアル 14 頁下段）

訓練士はその眼科の頁を開く（図2）．そこには眼科で行う役割や検査等が記されており，その後に連携すべき諸機関・施設が次頁以降に書かれている（図3）．そのなかから，適切かつ必要な支援ができそうな機関や施設に連絡をとることを勧めている．こうすることで連携の輪を広げていく．そして，就労支援シート（図4）をまとめ，患者に対して，眼科が次につなげるに適切と判断する日常生活訓練を行う地域の自立訓練施設にこのシートを持参していくよう促す．患者が持参する支援シートを受領した自立訓練施設では，眼科から提供された視機能情報等をもとに具体的な就労支援が開始されることになる．次項と次々項で述べる「FVS（functional vision score）」（図5）「就労支援ツール（タブレット端末）」（図6）に関しても掲載している．

FVS（functional vision score）

ロービジョンケアの経験豊富な眼科では，視力や視野検査等の検査結果から，眼科スタッフはどのように見えているかを推測でき，日常生活での不自由さを類推できる．しかし一般の眼科ではそ

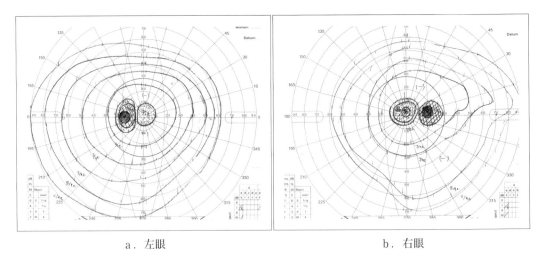

a．左眼　　　　　　　　　　　　　b．右眼

図 7．症例のゴールドマン視野

れは難しく，まして他科の医療スタッフや他施設ではさらに困難である．このため，米国医学会（AMA）は日常生活の文字処理や移動の不自由さを推測できる FVS（functional vision score）を提唱している（図 5）．

詳細な記述は省くが，FVS は視覚障害のクラス分類をし，行動面でのアドバイスが具体的になる方法を示しており，いわば視覚障害者の支援にかかわる共通言語となりうるものである．

このように画期的な面もあるが，この FVS の認知度は眼科のなかでも未だ低く，このため就労支援マニュアルには概略のみを記してある．

以下に，ロービジョン外来にて相談のあった症例を紹介する．

症　例：50 歳，女性．（原職：事務補助，身体障害者手帳：視野障害 5 級）

主　訴：復職に際し，職場に合理的配慮を申し出たいが，どのようにすれば良いか知りたい．

診断名：黄斑ジストロフィ

視　力：右＝0.08（0.15×－5.5 D），左＝0.09（0.15×－6.0 D）

ゴールドマン視野：両眼の中心感度低下（図 7）

FVS：FAS（functional acuity score）＝59，FFS（functional field score）＝100，FVS＝59，AMA class 2（図 5）

図 8 に示したように ADL の見積もりでは[2]，FAS から予想される読書能力は低倍率拡大鏡や拡大印刷等の読書補助具を用いれば「ほぼ正常」

で，一方，FFS から予想される移動とオリエンテーションの能力は「正常」であった．

この検査結果から，職場側に以下のような意見書を提出した．

「復職可：視力は矯正で右 0.15，左 0.15．視野は中心感度低下，視覚障害者手帳 5 級，視機能は正常者の 6 割程度：FVS＝59，AMA class 2，Moderate vision loss.

高所作業や危険作業は禁止し，目で見て判断することに時間がかかるため安全面ではハイリスクです．

職場で配慮したほうが良いこと（合理的配慮含む）：作業距離に応じた眼鏡装用．読みの ADL は低倍率の拡大鏡でゆっくり読む．歩行の ADL は正常範囲内．ハイコントラストの作業環境を整備し，補助具（拡大鏡やポータブルの拡大読書器等）の使用をすればできる作業が増えます．1 人作業は可能ですが，細かいものが見えないので第三者の最終確認は必要かと思います．照明はグレアがなく，まぶしすぎず暗すぎない環境が良いと思います．読みやすい文字の大きさやフォントは，ゴシック体で 44 ポイント程度であれば 1 分間に 330文字，22 ポイント程度であれば 180 文字読めます．

半年〜1 年に 1 度程度の通院が必要です」と記した．

職場への情報提供では視機能が「正常者の何割程度」という大まかな数値で十分である．FVS の評価では視力と視野が主要な要素であるが，調整

視力と予想される ADL

障害等級	正常(に近い視力)								ロービジョン															(ほとんど)盲	
	正常視覚の範囲			正常に近い範囲				軽度ロービジョン			中等度のロービジョン				重症のロービジョン					盲に近い		
少数視力	1.25	1.0	0.8	0.63	0.5	0.4	0.31	0.25	0.2	0.16	0.13	0.1	0.08	0.06	0.05	0.04	0.03	0.025	0.02	0.016	0.012	0.01以下
視力スコ VAS	110	105	100	95	90	85	80	75	70	65	60	55	50	45	40	35	30	25	20	15	10	5	0
障害率(%)		0	5	10	15	20	25	30	35	40	45	50	55	60	65	70	75	80	85	90	95	100

見積られる読書能力

正常の読書スピード	読書補助具ではほとんど正常	読書補助具を用いて普通よりゆっくり読む	読書補助具を用いて、どうにかこうにか読む	視覚的な読書はない
正常の読書距離	読書距離が近くなる	低倍率拡大鏡または大活字を用いる	高倍率拡大鏡を用いる	部分的に拡大鏡を使うが、録音したものを好む → 録音されたものに頼る
小さな活字への予備能力あり	小さな活字への予備能力はなくなる			点字または非視覚的な情報

視野と予想される ADL

障害等級	正常(に近い視力)				ロービジョン									(ほとんど)盲	
	正常視覚の範囲			正常に近い範囲		軽度ロービジョン		中等度のロービジョン		重症のロービジョン		盲に近い		盲
特殊な条件				他眼を喪失		上半分の視野喪失		半盲 下半分の視野喪失						視野がない
平均半径	60°			50°	40°	30°	20°	10°	8°	6°	4°	2°		
視野スコア FAS	110	105	100	95	90 85 80 75	70 65 60 55		50 45 40 35		30 25 20 15		10 5 0		
障害率(%)		0	5	10 15 20 25		30 35 40 45		50 55 60 65		70 75 80 85		90 95 100		

視覚オリエンテーションと移動の評価される能力

正常の視覚オリエンテーション	正常 O+M	ほとんど正常のパフォーマンス	視覚による動きが正常より遅い	物を探すのに長い杖が必要	視覚によるオリエンテーションは信頼できない

O+M tasks

正常の行動スキル	スキャニングがもっと必要 横からのイベントに時々驚く	物を見つけるのにスキャニングを要する	常にスキャニングが必要 杖が補助としているかもしれない	同定するのに視覚を使うかもしれない	長い杖か音、盲導犬また他の盲の移動スキルに依存

図 8. 視力と視野からの ADL の見積もり

● コントラスト感度
● 羞明
● 色覚
● 両眼視
● 複視
● 眼振

- 視力や視野以外で視覚に影響する要素を点数化
- 主治医の裁量で最大15点までをFVSスコアから引く
- 調整項目を加味したスコアにてクラスを判定
- 調整点を加味する場合には（根拠となる内容を）よく記載すること
- 仕事の際等には大きく影響することもある

図 9. FVS の調整項目

項目にあるような周囲の環境や作業内容に影響される視覚の要素を勘案し(図9)，このように幅を持たせた表現で情報提供を行うと良い．また，ハイコントラスト環境や照明の安定等，一般的な環境整備の方法，読み書きの能力を判断できる検査結果があればその結果等も FVS に加えて「具体的な情報提供」を行う．

職場から眼科への問い合わせでは「仕事ができるかどうかを知りたい」と聞かれることも多いが，眼科主治医には職業能力を判断することは困難である．FVS を利用して「視機能から予想されるADL の程度」を情報提供し，実際の職場での対応はある程度会社に委ねるという立場で臨むしかない．FVS は WPI(whole person impairment)に換算でき，他の障害や疾患程度とも比較できる長所もある[3]．

また，職場には日常生活では遭遇しないような危険な環境や作業も存在しうるので，働く人の安全を保障できない場合には主治医の立場から明確な禁止通告が必要になる．医学的な根拠の提示を要求される場合もあり，その際にもFVSやAMAのclass を用いての情報提供が有効である．

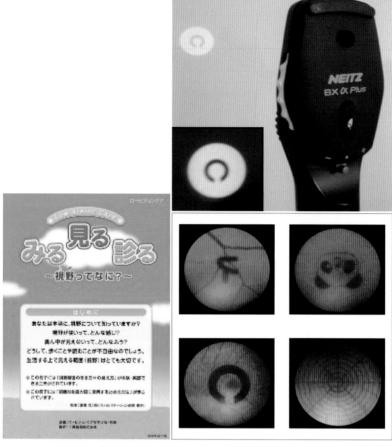

図 10. 「みる 見る 診る」と改造直像検眼鏡（BXαPlus）

a｜b
　｜c

a：冊子「みる 見る 診る」の表紙
b：文字や絵視標で固視検査できるように直像検眼鏡を改造し，
　まぶしさを軽減するため遮光フィルターを挿入している．
c：視標の種類（文字，絵：パンダ，ランドルト環，固視標）．
　なお，この冊子は千寿製薬株式会社から手にいれることが可
　能で，最近は輪状暗点のシートが追加されている．

就労支援ツール

「就労支援ツール（タブレット端末）」もマニュアルには紹介してある（図6）．

視覚障害者が就労支援を得るには，彼らの見え方を支援者が知ることから始まるが，見え方を視覚障害者が説明できないところに大きな問題点があった．

視力の低下は比較的に理解・説明しやすいが，視野障害のそれは難しい[4)5)]．一般論であるが，中心暗点では文字処理は困難となるが，単独歩行は可能であり，求心性狭窄では文字処理も単独歩行

も困難となる．すなわち，中心暗点者は暗点を小さくするため近方に，狭窄者は視野を拡大するため遠方に生活の基準点を置いている．さらに，輪状暗点は近くても遠くても読みにくく，個々によって異なる適正な距離での生活基準点があることを認識する必要がある．このように障害者の保有する視野によって，生活の基準点が異なることを理解しなければならない．これらを擬似体験，理解できるものに冊子「みる 見る 診る」がある（図10-a）．

しかし，現在，眼科で行われている視野表の説明だけでは視野異常がイメージできず，眼疾患や

日常生活の支障が理解できる支援者は少ない[6]. 一方, タブレット端末を利用した就労支援ツールは眼科スタッフと支援者が, 視覚障害者の視野異常を共通認識しやすくなったことで, 視野障害のイメージを「非常にできた」とした支援者が多数となった. 特に, 我々も説明が難しく, 支援者にとっても理解するのに困難をきたしていた輪状暗点を, 容易にイメージできるようになったこともタブレット端末を使うことによる大きな効果の一つである.

また, これまで職場の関係者への説明は, 当事者任せであったため, 視野が狭い, 中心が見にくいという程度の理解にとどまり, それを改善させる手段を講じるところまでは及ばなかった. しかし, 改良した支援ツールでは, 動画や録音, 記録も可能なので, 自分の見え方を専門家や支援者が説明するような形で再現でき, 我々の声が届けられるようになった.

心のバリアフリー[1]

視覚障害者には寡黙者が多く, 自らの困難を積極的に主張することがなく, 職場環境の改善を申し出ることも少ない. また, 彼らはしばしば見ようとすることを諦めている.

そこで, 我々は改造直像検眼鏡で見える固視点を提示し[7]〜[9], 「どこで見れば見えるか」の自覚を促すことで, 見えることを自覚させている(図 10-b, c). このことから読み書き能力が向上していくこともしばしばである.

また, 中心暗点の場合, その周囲は見えるので, 「目を上げてみて, 何か見えますか?」と聞いて, 見えたら「何 cm くらい目を上げて見えましたか?」とさらに聞き, その感覚を憶えるように指導する. すると, 患者は見えることに喜びを感じ, 徐々に「見える」ための目の使い方を理解していく. しかし, その感覚や目の使い方を身につけるには, 毎日くり返し練習することが必要だと伝える. 補助具, 特に就労のための三種の神器といわれている「タイポスコープ」「遮光眼鏡」「マイナスルーペ(凹レンズ)」は非常に有効で, 「見えない」, 「見えづらい」状態を少しでも改善できることが実感できる.

こうして, できなかったことが, ひとつひとつできるようになり, 彼らは自信を取り戻していく. そして, 希望が生まれ, 社会復帰や就労継続が可能になっていく.

そのために, 患者に寄り添う「ロービジョンケア(LVC)」から, もう一歩踏み込む必要性を感じ, 背中を押し, 手を引く「ロービジョンリハビリテーション(LVR)」が必要であると考えている[10].

視覚障害者にとって人生の節目々々には大きなバリアが生じており, 就職期のほか就学, 結婚, 育児の機会がそれにあたる. このバリアを乗り越えるためには LVR を機能させなければならないが, 通常は LVC で十分であると考える.

おわりに

就労支援マニュアルの概要と使用法を紹介したが, このマニュアルは北九州市立総合療育センター眼科のホームページからダウンロード可能で, 大いに活用を期待している.

また「就労支援ツール」は iPad 専用で, App Store からアプリ(https://www.apple.com/jp/ios/app-store/ アプリ名:milook)をインストールでき, その使用説明は, 同眼科のホームページにある.

文 献

1) 髙橋 広:視覚障害者の実態とバリアフリー. MB OCULI, **77**:12-20, 2019.
   Summary 視覚障害者には文字・移動・コミュニケーション・心のバリアの 4 つがある. これらのバリアフリーを実現するため, 見えることができる, 見ようとする心のケアから始める.
2) 加茂純子:身体障害者認定における視覚障害評価:国際基準であり Quality of life(QOL)との相関がある functional vision score(FVS). 日本の眼科, **82**:463-467, 2011.
3) Colenbrander A:The Visual System. Rondinelli RD, Genovese E, ed. Chapter 12. In Guides to the

Evaluation of Permanent Impairment, 6th ed. American Medical Association Publications, Chicago, pp. 281-319, 2008.

4）髙橋　広：始めよう！　ロービジョンリハビリテーション. 日視能訓練士協誌, **43**：37-42, 2014.

5）吉田雅子：ニーズを知ろう　いつ始めるか？　具体的な問題. 新しいロービジョンケア.（山本修一, 加藤　聡, 新井三樹編）, メジカルビュー社, pp. 7-15, 2018.
Summary　患者や視覚障害者の見え方の理解がロービジョンケアの第一歩で, そのためには視機能の評価が鍵となり, そのうえでの見え方の指導法について解説している.

6）髙橋　広, 氏間和仁, 岩井克之ほか：視覚障害者の就労支援マニュアルの開発　—支援ツールの開発—. 臨眼.（投稿中）
Summary　視覚障害者の就労支援においては, 当事者の見え方がわからないことが大きな支障になっていた. これを解決するためにタブレット端末の支援ツールを開発し, 視覚障害を当事者と支援者が共有できるようになった.

7）髙橋　広, 吉田雅子, 田淵昭雄ほか：文字や絵視標で固視検査ができる検眼鏡の開発—フィルターの効果について. 臨眼, **67**：551-556, 2013.

8）吉田雅子, 髙橋　広, 田淵昭雄ほか：改造検眼鏡による固視検査の有用性について静的視野との比較検討. 眼臨紀, **11**：881-889, 2013.

9）吉田雅子：改造検眼鏡との比較. 眼科, **60**：597-603, 2018.

10）髙橋　広：これからのロービジョンケア〜20年の軌跡から〜. 眼臨紀, **8**：879-884, 2015.
Summary　患者に寄り添うロービジョンケアから一歩踏み出し, 背中を押すロービジョンリハビリテーションが眼科医療では重要である. そして如何に患者主導の医療に展開して行くべきかを解説している.

MB OCULI. No. 91：63－68, 2020

特集／職業性眼障害のマネージメント

両眼視機能と社会生活

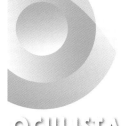

遠藤高生*

Key Words： 両眼視(binocular vision)，立体視(stereopsis)，職業(job)，眼精疲労(eye strain)，内斜視手術 (esotropia surgery)，急性内斜視(acute comitant esotropia)

Abstract：両眼視・立体視機能は，なくても日常生活に大きな支障をきたすことがないため眼科診察・治療においては副次的なものと考えられてきた．しかし，近年 3D 映像の発達等により，その必要性は高まってきている．職業選択に関しては一部の運転免許に立体視が必要であるほか，一部の職業においては立体視があるほうが有利な場面がある．一般社会生活においては，両眼視能力は眼精疲労や読書困難等に影響する場合がある．3D コンテンツの視聴に関しては，立体的に見えやすいかどうかが視聴物の種類によって大きく異なっていることがわかった．他には立体視を獲得するための斜視手術治療や，近年話題となっている急性内斜視とデジタルデバイスの関係についても述べる．

はじめに

両眼視とは両眼で視物を同時に見ることであり，その種類としては同時視，融像，立体視とより高度な両眼視となっていく．同時視は両眼の網膜に異なる像を投影しても，それぞれの眼で像が同時に見えるという状態である．融像は網膜に投影された両眼の像を視覚中枢で統合する能力で，その有利な点としては両眼加重(両眼加算)による視力の向上や視野の拡大が挙げられる．立体視(深径覚)は融像した時の両眼の視差から立体感が得られる状態であり，最も高度な両眼視である．

立体視は，生後早期の感受性期に形成される(図1)[1]ので，この時期に両眼の平行性が確立していないと両眼視差による立体感は得られない．立体視の獲得のために眼の状態としては，両眼の視力が良いこと，不等像視がないこと，恒常性の斜視がないことが必要である．

両眼視能力の獲得・維持において実際的に最も問題となるのは斜視である．従来，斜視の治療の目標としては，整容性に問題がなく複視がないことであり，立体視に関してはなくてもそこまで日常生活に支障がないため副次的なものとされてきた．しかし近年，映画や遊園地のアトラクション，携帯ゲーム機等に立体映像が利用され，さらにVR(virtual reality)技術等の発展もあり，立体視能力に対する関心・需要は飛躍的に高まっている．

今回，両眼視・立体視能力がどのように実際の生活にかかわっているのか，眼科臨床医として知っておきたいことをまとめる．

立体視が必要な職業

一部の運転免許は立体視がないと取得することができない．タクシーの運転手(普通二種免許)やバスの運転手(大型・中型二種免許)のように人を乗せて走る場合，また，第一種免許でも大型・中型・牽引免許では深視力と呼ばれる立体視検査が必要になる．他にも電車の運転手(動力車操縦者

* Takao ENDO，〒594-1101　和泉市室堂町 840　大阪母子医療センター眼科，医長

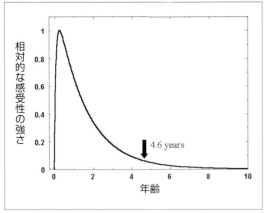

図 1. 立体視感受性と年齢
立体視獲得のための感受性は，生後比較的早い
段階で最大となり，3，4歳頃にはかなり低下し
てしまう．

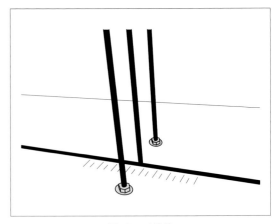

図 2. 三桿法
2.5 m の距離から三桿が同一平面状に知覚される
位置を測定する立体視検査

運転免許)やパイロット(航空身体検査)でも正常
の両眼視機能が必要とされる．立体視(深視力)検
査には三桿法(図2)が用いられる．具体的には2.5
mの距離から三桿が同一平面状に知覚される位置
を測定し，3回(航空機は5回)の平均誤差が±20
mm 以内に入れば合格となる．加齢に伴い斜視角
が増大して立体視が低下し，免許の更新が難しく
なった症例は，斜視手術の良い適応になる．

　また法律上の規定はないものの立体視があった
ほうが良い職業もある．球技をはじめとするス
ポーツ選手，眼科医をはじめとする顕微鏡を多用
する職業では立体視があったほうが有利な場面も
多い．しかし，そういった不利には個人差があり，
かなり経験によってカバーされる部分が多い．両
眼視差による立体視がない場合でも単眼での奥行
き感覚の手がかり(相対的大きさ，輪郭，陰影，テ
クスチャー勾配等)や眼の位置が移動することに
よって起こる網膜像のずれ，つまり運動視差[2]に
よる単眼立体視等により多くの場合，少なくとも
日常生活に必要な奥行き感覚は問題なく得られる．

間欠性外斜視と眼精疲労，斜位近視

　間欠性外斜視では，多くの場合立体視は正常で
あるが，眼位ずれのため通常より近見時に多くの
輻輳努力が必要になり，眼精疲労をきたす．また，
間欠性外斜視において両眼視時に近視化する傾向
は，小児においては軽度で斜視角依存性はみられ

ないが，成人においては斜視角に応じて近視化す
る斜位近視の状態となる(図3)[3]．角度の大きい間
欠性外斜視における眼精疲労の訴えは，小児期に
は少ないが成人になると多くなる．これは斜位近
視が成人で顕在化することと関係すると考えられ
る．斜位近視の症例は斜視手術の良い適応となる．

間欠性外斜視と読書困難

　輻輳不全を伴う間欠性外斜視において，しばし
ば読書困難をきたすことがある．間欠性外斜視に
おいては，titmus stereo test のような静的立体視
検査では正常のことが多いが，動的状態における
両眼視の不良がその原因と考えられる．近年で
は，視線解析装置の発達により，動的な状態にお
ける両眼視検査も盛んに行われるようになってき
た．両眼の視線解析装置を用いた研究では，間欠
性外斜視患者において，読書時に行端から行頭に
大きなサッケードをする際，同じ行の行頭に戻
り，つじつまが合わないので同じ行の行端に戻
り，次の行にサッケードする行反復がみられ(図
4)，これが読書困難の原因になっていると考えら
れる．また，改行に伴うサッケード時に，間欠性
外斜視では両眼の眼位ずれが生じ(図5)，眼位ず
れ量は行反復の頻度に比例することが示されてい
る(図6)．行反復の頻度は斜視手術後眼位が改善
すると減少する[4]ことから，読書困難に対しても
斜視手術は良い適応と考えられる．

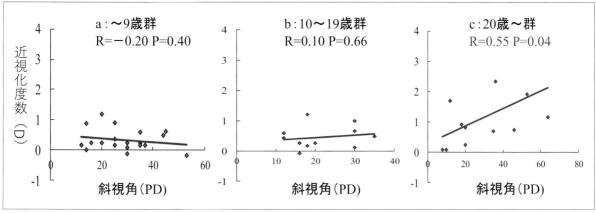

図 3. 間欠性外斜視における片眼視時と両眼視時の屈折度の差と斜視角の関係
屈折は photorefraction 法による検査装置で片眼視時および両眼視時に 1 m の距離で，斜視角はプリズムカバーテスト（5 m）で測定した．9 歳までの群，および 10〜19 歳の群では両眼視時の近視化は軽度で，眼位との相関はないが，20 歳以上の群では斜視角に応じた近視化（斜位近視）が生じている．

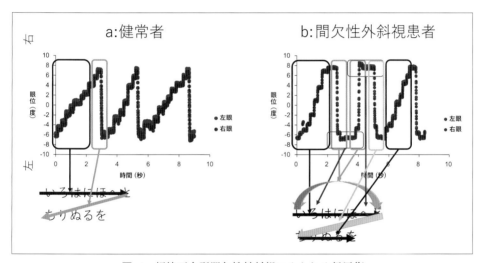

図 4. 輻輳不全型間欠性外斜視にみられる行反復
正常者と間欠性外斜視患者が文章を読んだときの眼球の動きを両眼視線解析装置で解析した図．正常者では細かいサッケードを繰り返して 1 行を読み，大きなサッケードをして次の行の行頭に視線を移動させる．間欠性外斜視では，行端から同じ行の行頭に大きなサッケードをして，辻褄が合わないのでもう 1 度同じ行の行末に大きなサッケードをした後，改めて次の行に視線を移動させる行反復が起きる．

内斜視手術と立体視

　小児の外斜視は間欠性が多く比較的立体視が保たれやすいが，内斜視患者では立体視が獲得できない場合が多い．内斜視手術では整容性の改善と両眼視・立体視の獲得を目的とするが，実際にどの程度の立体視能力が得られたかを調べた報告を紹介する．

　幼児期に内斜視手術を受けた 27 名（乳児内斜視 12 名，後期発症内斜視 15 名）に titmus fly test での立体視の可否，3D 映画や 3D アトラクションにおいて立体視ができたかを聴取した結果を比較したところ，3D 映画と fly test では有意差を認めなかったが，3D アトラクションと fly test では 3D アトラクションでのほうが有意に立体視ができた割合が高かった（図 7）．また，抑制暗点の大きさ

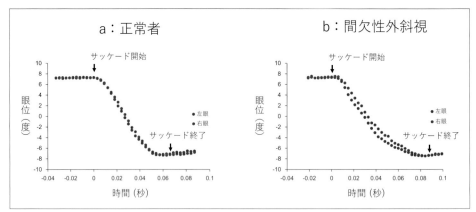

図 5. 改行時のサッケード時における左右眼のずれ
正常者では次の行に視線を移すサッケード時に左右眼のずれは
ほとんどみられないが，間欠性外斜視患者ではサッケード時に眼
位ずれ(外斜視)が生じる.

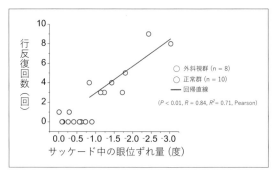

図 6. サッケード中の眼位ずれ量と行反復の回数
改行時の大きなサッケード中の眼位ずれと行反
復の回数には有意な相関がみられた.

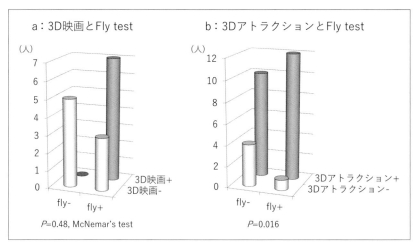

図 7. Fly test と 3D 映画，3D アトラクションの立体視の比較
3D 映画と fly test では，立体視の成績に有意な差を認めなかった. 3D
アトラクションと fly test では，立体視が確認された割合は 3D アトラ
クションのほうが有意に多かった.

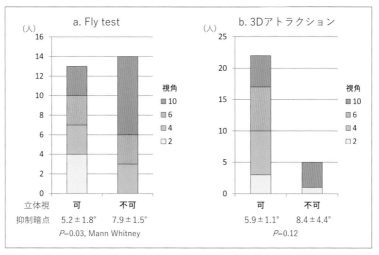

図 8. Fly test と 3D アトラクションの立体視と 4 灯試験での
抑制暗点の比較
4 灯試験での抑制暗点の大きさは fly（＋）群では（－）群に比べ有意に小
さかったが，3D アトラクション（＋）群と（－）群では差を認めなかった．

が推定可能な 4 灯試験（3D マルチビジョンテスター MVT-200®，Nidek 社）を用いて，抑制暗点の大きさと立体視の可否を調べたところ，fly test で立体視可能だった群は不可能だった群と比較して抑制暗点が小さい傾向があったが，3D アトラクションで立体視可能だった群と不可能だった群の間に有意差を認めなかった（図 8）．3D アトラクションでは fly test や 3D 映画と比べ立体視しやすかったが，その原因としては，視対象が大きく抑制暗点の影響を受けにくいことと，比較的視差の大きいことが挙げられる[5]．3D 映画では比較的長時間の視聴となるため，眼精疲労を避けるために同側性の小さな視差を利用して奥へ引っ込む（奥行きがある）ように見える 3D 映像が用いられている[6]が，3D アトラクションでは短時間でインパクトを与えるために交差性の大きな視差を用いて飛び出すような 3D 映像が用いられることが多い（図 9）．また，この結果からは，3D アトラクションのような立体視のしやすい 3D 映像であれば多くの内斜視術後患者で立体視が可能であり，一般的には立体視が困難と思われる内斜視術後患者でも弱い立体視能力を持つことが多いことがわかった．患者，または親には必要以上に悲観的な説明をする必要はないと考えられる．

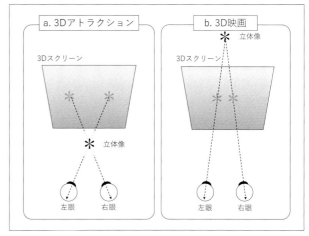

図 9. 2 種類の 3D 映像
3D 映画では同側性の小さな視差で奥行きのある映像を，
3D アトラクションは交差性の大きな視差で飛び出る映像を表現している．

乳児内斜視の手術時期

　乳児内斜視の治療方針は原則的に斜視手術である．乳児内斜視は，調節性内斜視よりも両眼視の感受性期が短く[1]，両眼立体視を得るためには早期の手術が必要と考えられる．手術の時期に関して，特に近年では超早期手術群（6 か月または 9 か月まで）[7~9]，早期手術群（1 歳半または 2 歳まで）[9]において術後両眼視機能が後期手術群（2 歳以降）よりも良好なことが報告されている．しかし，早

期手術では定量が不正確で手術回数が多くなる可能性があること，40Δ 未満の比較的角度が少ない場合では自然改善の可能性がある[10]というデメリットもある．児の全身状態や発達，社会的状況等も加味し，十分に検討したうえで手術時期を決定すべきである．

デジタルデバイスと急性内斜視

急性内斜視（急性後天共同内斜視）は，急性に発症する原因不明の後天性内斜視で，眼球運動制限を伴わない比較的稀な疾患である．しかし，近年若年者を中心に増加しているとされ，その原因としてデジタルデバイス（スマートフォンやタブレット，携帯ゲーム機等）の長時間利用があるのではといわれている[11)12)]．実際，急性内斜視患者にデジタルデバイスを控えるよう指導すると1，2か月程度で内斜視が軽快するという症例も時々経験する．

また，本邦では 3D 映画を見て急性内斜視を発症した4歳11か月児の症例[13]が報告されており，日本の 3D 映像は6歳以下には控えるようにとされている場合が多い．両眼視発達の臨界期を迎える前の未成熟な両眼視機能に対して非生理的な3D 映像が与える影響があるのではと考えられるがはっきりとしたことはわかっていない．現在日本弱視斜視学会，日本小児眼科学会を中心とした多施設共同研究が進んでおり，病態の解明と，若年者のデジタルデバイスとのかかわり方に関する指針が示されることが期待される．

文　献

1) Fawcett SL, Wang YZ, Birch EE：The critical period for susceptibility of human stereopsis. Invest Ophthalmol Vis Sci, **46**：521-525, 2005.
   Summary 立体視の感受性は生後比較的早期に最大となる．乳児内斜視では調節性内斜視よりも感受性期が短い．

2) Ferris SH：Motion parallax and absolute distance. J Exp Psychol, **95**：258-263, 1972.

3) Shimojyo H, Kitaguchi Y, Asonuma S, et al：Age-related changes of phoria myopia in patients with intermittent exotropia. Jpn J Ophthalmol, **53**：12-17, 2009.

4) Hirota M, Kanda H, Endo T, et al：Relationship between reading performance and saccadic disconjugacy in patients with convergence insufficiency type intermittent exotropia. Jpn J Ophthalmol, **60**：326-332, 2016.

5) Endo T, Fujikado T, Shimojyo H, et al：Stereoscopic perception of 3-D images by patients after surgery for esotropia. Jpn J Ophthalmol, **60**：7-13, 2016.

6) 3D コンソーシアム安全ガイドライン部会：人に優しい 3D 普及のための 3DC 安全ガイドライン．東京，2010.

7) Wright KW, Edelman PM, McVey JH, et al：High-grade stereo acuity after early surgery for congenital esotropia. Arch Ophthalmol, **112**：913-919, 1994.
   Summary 生後 13〜19 週で斜視手術を行った乳児内斜視患者では良好な立体視機能が得られた．

8) 矢ヶ崎悌司：両眼視機能獲得を目的とした乳児内斜視の手術時期．あたらしい眼科，**21**：1179-1185，2004.

9) Birch EE, Fawcett S, Stager DR：Why does early surgical alignment improve stereoacuity outcomes in infantile esotropia? J AAPOS, **4**：10-14, 2000.

10) 中川真紀，坂上達志：生後6か月以内に発症した内斜視多数例の長期間自然経過観察．臨眼紀，**2**：129-135，2009.

11) Lee HS, Park SW, Heo H：Acute acquired comitant esotropia related to excessive Smartphone use. BMC Ophthalmol, **16**：37, 2016.

12) 吉田朋世，仁科幸子，松岡真未ほか：Information and communication technology 機器の使用が契機と思われた小児斜視症例．眼臨紀，**11**：61-66，2018.

13) 筑田昌一，村井保一：立体映画を見て顕性になった内斜視の一症例．日視能訓練士協誌，**16**：69-72，1988.

MB OCULI. No. 91：69-76, 2020

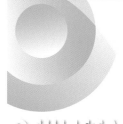

特集／職業性眼障害のマネージメント

昨今のモバイルデバイス使用による視機能への影響

岩田 遥*1 石川 均*2

Key Words： VDT 機器(visual display terminals device)，モバイルデバイス(mobile device)，スマートフォン(smart phone)，急性後天共同性内斜視(acute acquired comitant esotropia：AACE)，3D 映像(three-dimensional image)

Abstract：これまで，VDT 機器といえばパソコンが主に連想されたが，近年の技術革新に伴い，スマートフォンやタブレット端末等のモバイルデバイスの使用が急増している．モバイルデバイスの使用は仕事のみならず，日常生活そのものに浸透しており，またそれは老若男女問わずに使用されている．このモバイルデバイスの台頭により，さまざまな懸念が生じている．その一つとして，スマートフォンの過剰使用による急性後天共同性内斜視があり，世間ではスマホ内斜視として知られている．さらに，スマートフォンと専用のヘッドマウントゴーグルを使用することにより，3D 映像の視聴がより身近なものとなっているが，ガイドラインに沿わない映像制作や環境での使用の恐れがある．一方，スマートフォンは 21 世紀最大の発明の一つでもあり，極めて便利なデバイスである．安全に使用するための指針や提言を呈示するうえで，これからの詳細な研究が求められる．

はじめに

現代社会における VDT(visual display terminal)機器の重要性は益々高まっており，老若男女問わずに使用されている．過去の主な VDT 機器といえば，まずパソコンが連想されたが，近年の技術革新に伴い，スマートフォンやタブレット端末等のモバイルデバイスとして変貌を遂げた．これに伴い，VDT 機器は仕事の場のみならず，我々の日常生活そのものに浸透してきた．メールやその他のアプリケーションを使用した連絡手段，ソーシャルネットワークサービス(SNS)，地図の表示，目覚まし時計，料理のレシピ検索，インターネットショッピング，カメラ，電子決済，

ゲーム，その他の情報検索等，例を挙げれば切りがないほどさまざまなことにモバイルデバイスは使用されている．2019 年度の青少年のインターネット利用環境実体調査の結果速報によると，満 10~17 歳の青少年の 93.2％でインターネットが利用されており，その際に使用する機器としては，スマートフォン 63.3％，携帯ゲーム機 31.2％，タブレット端末 29.6％という結果であった[1]．また，2018 年時点での 18 歳以上のスマートフォンの所持率は先進国の中央値で 76％であり，極めて高い水準で使用されている[2]．アメリカの調査によると，0~8 歳のモバイルデバイスの利用率は，2011 年の 38％から，2013 年には 72％に増加，2 歳では 2011 年の 10％から，2013 年には 38％へと増加したと報告されている[3]．さらに，2025 年までに小中学生の生徒が 1 人 1 台，パソコンやタブレットを利用できる環境整備を行うことを文部科学省が発表している．

*1 Yo IWATA, 〒252-0373 相模原市南区北里 1-15-1 北里大学医療衛生学部視覚機能療法学，助教
*2 Hitoshi ISHIKAWA, 同，教授／同大学病院眼科，教授

このようにモバイルデバイスの普及が急速に進行する一方，その利用によるさまざまな懸念も生じている．そのうちの一つとして，最近世間でも話題になっているスマートフォンの過剰使用による急性後天共同性内斜視がある．テレビや新聞においてはスマホ内斜視という言葉で取り上げられており，世間一般においてもその認知率は高い．また，スマートフォンの普及によって，3D 映像の視聴がより身近なものとなっている．専用のヘッドマウントゴーグルを装着することにより，誰でも手軽に 3D 映像を楽しむことができる環境となっており，その視聴は特に小児においては注意が必要であると考えられる．本稿において，デジタルデバイスの使用による視機能への影響について述べる．

スマートフォンの過剰使用が原因と考えられる 急性後天共同性内斜視（スマホ内斜視）

世間一般ではスマホ内斜視として認知されているが，これは専門的には急性後天共同性内斜視（acute acquired comitant esotropia：AACE）の病態を示す．その名の通り，スマートフォンの過度の使用が原因となった AACE であるが，これは2016 年に韓国の Lee らによって初めて報告された[4]．本稿では，スマートフォンの過剰使用に伴う急性後天共同性内斜視を，便宜上「スマホ内斜視」と記載する．

AACE は主には 3 つのタイプがあり，①Swan type：視力低下や片眼遮閉が原因で生じる．②Burian-Franceschetti type：調節要素を含まないわずかな遠視と複視を特徴とし，しばしば身体的・心理的ストレスを伴う．③Bielschowsky type：さまざまな度数の近視未矯正の青年・成人に見られ，遠見と近見で同程度の斜視角を示すもの[5)6)]があり，これらの有病率は不明ではあるが稀な疾患であるとされている．他にもさらに稀なタイプとして，refractive-accommodative type AACE，AACE associated with accommodative spasm or intracranial diseases 等もある．

スマホ内斜視の Lee らの初報では，2009〜14 年に韓国の Chonnam National University Hospital において，AACE の診断がついた 16 歳以下の患者を後ろ向きに観察したところ，すべての症例において 1 日 4 時間以上のスマートフォンの使用がなされており，そしてスマートフォンの使用を 1 か月中止したところ，すべての患者で斜視角の改善が認められたとの報告である[4]．これらの症例は外眼筋の麻痺を伴わず，遠近同程度の偏位をしていることは Bielschowsky type と似ているが，12 人の患者のうち 8 人は近視を眼鏡で矯正しており，また他の 4 人は裸眼で 2.0 の視力を有している状態であった点でそれと異なっている．インドの Kaur らの報告においても，1 日 4 時間以上のスマートフォンの使用より，AACE となった小児の3 例が報告されている．この 3 例はスマートフォンの使用禁止の制限と，それに加えシクロペントラート塩酸塩の処方により，斜視角が改善されている[7]．上記 2 つの報告では，スマートフォンの使用制限等により斜視角が改善されたが，韓国のSong らの報告では，15 歳以上（22.7±16.4 歳）の1 日 4 時間以上スマートフォンを使用していたAACE の患者 13 名において，スマートフォンの使用を控えてもすべての患者で斜視角は改善されず，またフレネル膜や手術においても予後は不良であったとしており[8]，スマートフォンの使用を控えることによる治療予後は一定の見解を得られていない．スマホ内斜視の根本的な機序として，調節痙攣の可能性[7]が考えられているが，その具体的な原因はまだ解明されていない．

本邦におけるスマホ内斜視の動向としては，日本弱視斜視学会および日本小児眼科学会が主導となり，若年者の後天性内斜視とデジタルデバイスに関する多施設共同研究が現在行われており，調査の報告が期待される．

スマホ内斜視は青年以降によっても生じているが，小児の視覚の感受性期間に発症した後天性の斜視は弱視を生じさせる可能性があり，また小児は手の長さが短く，それに伴い視距離も短くなる

表 1. 3D 沿革

	1950 年代〜	1980 年代〜	2009〜13 年
ブームのきっかけ	一般家庭へのテレビの普及に対抗した，映画製作会社のプロモーション	1 台のカメラで 3D 映像を作成する技術の開発 遊園地のアトラクション等への展開	急速に展開されたデジタル化に伴う立体映像撮影・制作技術の進化 奥行き立体映像による眼精疲労を考慮された映像制作
廃れた原因	映画館におけるワイドスクリーンの台頭	映画会社の採算が取れず，また一般家庭への導入が困難であった	専用眼鏡装用の煩わしさや，視聴環境の制限（距離・位置） 3D テレビは高価格であった

傾向があるため，特に注意が必要である．

　スマホ内斜視を予防するために，まず単純にスマートフォンの使用の制限が考えられる．しかしながら前述の通り，スマートフォンをはじめとしたモバイルデバイスは，我々の生活そのものに浸透しており，日常生活において必要不可欠な存在となっているため，すべての年齢層において使用しないという選択は当然のことながら現実解ではない．スマホ内斜視の初報はわずか4年前のことであり，まだその機序や因子等が詳細に解明されていないため，防止のための一定の基準もまだない．そこで現時点において1つの目安として参考となるのが，米国眼科学会が推奨するVDT作業時における眼精疲労や倦怠感，頭痛，ドライアイや充血，異物感を防止することを目的とした以下の5項目の提言である[9]．「①：適切な距離をとるため，可能な限り離す．②：スクリーンの輝度を低くする．③：20-20-20ルール（20分ごとに休憩し，20フィート[約6m]離れたものを，20秒間見る）に従い休憩をとる．④：眼の乾燥を防ぐために，加湿器によりデスク周辺の湿度を上げたり，人口涙液を使用したりする．⑤：部屋をスクリーンよりも明るくする」

　本邦におけるガイドラインは「情報機器作業における労働衛生管理のためのガイドライン」として，旧ガイドライン（VDT作業における労働衛生管理のためのガイドラインについて）にはなかった，タブレット端末やスマートフォンに対応した事項が盛り込まれており，作業時間（1回の作業が1時間以内，超えた場合は15分程度小休止）や視聴距離（概ね40cm以上），また部屋やディスプレイの明るさについて，米国眼科学会と同様な指針がある[10]．

　小児に対しては世界保健機関（World Health Organization：WHO）によるガイドラインにおいて，1歳未満のスクリーンタイム（モニタを備えたデバイスを使用した時間）は推奨されず，1〜2歳児においては座った状態でのスクリーンタイムが推奨されず，また3〜4歳児においては，座った状態でのスクリーンタイムは1時間を超えてはならないとしている[11]．

　ただし，これまでに挙げた米国眼科学会や厚生労働省のガイドラインは，基本的には労働環境での使用を対象としたものであり，普段使いのモバイルデバイスを対象としておらず，またWHOのガイドラインもあくまでもスマホ内斜視の予防を目的としたものではない．そのため，これらの基準はあくまでも参考程度に留めておく必要があり，今後の調査によって，基準化されることが望まれる．

昨今の3D映像による視機能への影響

　3D映像のブームはこれまで何度か起きているが，いずれも数年で鎮静化している（表1）．最初に3Dブームが来たのは1950年代であり，一般家庭へのテレビの導入が急速に進むなか，映画業界がその打開策として3Dの映画を作成したのがはじまりであった．このときの3Dブームは，映画館にワイドスクリーンが導入され，またそれが当時の3D映像のように高価で複雑なシステムと環境を必要とせず，テレビとの差別化がはかられることにより廃れていった．次にブームが起きたのは1980年代であり，1台のカメラでシンプルに3D映像を作成する技術が開発されることによりブームとなった．海外においては多くの3D映画が上映され，また本邦においては遊園地等のアトラク

ションにおいて広がりを見せたものの，映画会社の採算を取ることができず，3D映画が一般化するほどの定着は得られなかった．次のブームはテクノロジーの進化によるデジタル化の恩恵を，3D映像制作現場も受けたことにより起こり，その代表格が2009年公開の映画 アバターである．本映画は，これまでにあまりなかった奥行き感のある3D映像が主として用いられ，飛び出す3D映像よりも眼の疲れを感じさせず，観客に受け入れられやすい映像制作がなされたことにより，世間に一定の支持を得た．この頃，各テレビメーカーはハイエンド機種向けに3Dテレビ機能を開発し，これが一般家庭への普及の兆しをみせ，2012年にはロンドンオリンピックが3D映像でも放映された．しかしながら，その後の3D映像での放送は失速し，本邦においては2013年に3D放送は終了してブームは去った．この原因としては，3Dテレビの視聴には専用眼鏡（偏光眼鏡等）が必要であり，その装用の煩わしさを越えるほどの感動がなく，さらには短時間の視聴においても眼の疲れを感じることによるものと考えられる．レンチキュラ方式やパララックスバリア方式等の，専用眼鏡を必要としない方式の3Dテレビも発売されたが，それによる輝度の低下や3D映像の質の低下があり，さらには価格も高いため，これも世間には受け入れられることはなかった（表1）．

一方，近年ではスマートフォンの台頭をきっかけに，virtual reality（VR）を含めた3D映像が手軽に体験できるようになった．専用のヘッドマウントゴーグルに，スマートフォンをディスプレイとして用いることにより3D映像を誰でも簡単に視聴することができる．ヘッドマウントゴーグルには，段ボールに凸レンズが付属されたのみのもの等もあり，価格は1000円を切る等，簡便に入手可能である．

従来の映画やテレビ等の3D映像は，3DC安全ガイドライン[12]をはじめとした基準があり，これをもとに映像が作成され，また視環境についても視距離の重要性や，（画面の高さの3倍［3H］），正

面からの視聴が各テレビメーカーより規定・推奨されている．一方，近年のスマートフォンをディスプレイとして用いたヘッドマウントゴーグルによる3D映像は，これまでの3Dテレビのように特に基準があるわけでない．また，スマートフォンはディスプレイの大きさも解像度もそれぞれ異なり，またヘッドマウントゴーグルも瞳孔間距離（pupillary distance：PD）の調整ができないものも多い．瞳孔間距離調整が可能なヘッドマウントゴーグルも存在するが，その瞳孔間距離はユーザーによりなんとなく調整されるものであり，正確性に大きく欠けている．さらに，個人においても簡単に3D映像を作成することが可能であるため，規格や安全性を全く考慮していない映像が蔓延する恐れは否定できない．

安全ガイドラインがない状態の3D映像の懸念として，前述した急性内斜視発症の可能性も否定できない．過去には，3D映像を視聴後，斜視となった症例が報告されており[13][14]，これに対しては十分に注意するべきであると考える．3D映像は調節と輻湊の不一致が生じるため（図1），このような日常視にないタスクの視覚の感受性期間における負担は，安全であると言い切ることはできない．また，瞳孔間距離についての懸念も大きい．瞳孔間距離は生後から成人まで進展していく．同じ視差量においても，瞳孔間距離の短い小児はより3Dの飛び出し量を強く感じるため，これに伴い輻湊と調節の不一致も大きくなる（図2）．さらなる懸念として，瞳孔間距離が短い小児に対し，成人向けに作成された奥行きの3D映像を視聴させた場合，瞳孔間距離を越えた開散方向の融像刺激を受ける可能性があり（図3），これは通常の視環境ではまず受けることのない視覚刺激であるため，安全性は保障できない．また，個人で作成された3D映像は，左右眼への図形のサイズ違いによる不等像や，回転ズレ・上下ズレ等の細かな基準も確認しながら作成することは極めて困難である．

これまで近年の3D映像に関する多くの懸念を

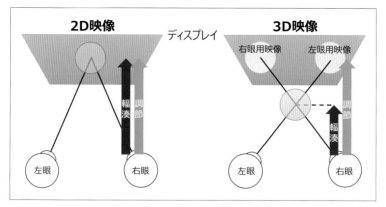

図 1.

3D 映像における調節と輻湊の不一致を示す. 2D 映像視聴時は調節と輻湊の位置は一致しているが, 3D 映像(飛び出し)視聴時は輻湊位置が調節位置より手前となる.

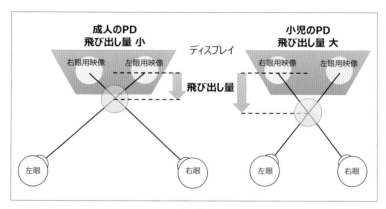

図 2.

3D 映像視聴の際における, 立体映像飛び出し量の違いを示す. 小児は PD が短い分, 同等の視差においても PD の長い成人より飛び出し量が大きくなる.

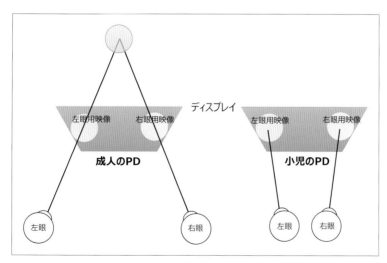

図 3.

PD の長い成人においては通常の同側性視差となるが, 同等の視差においても PD の短い小児には, PD を超えた視差の刺激となる.

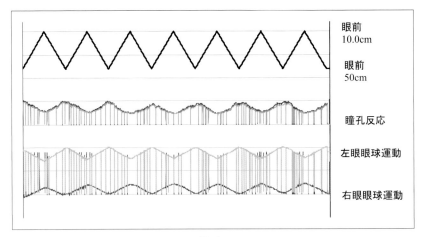

図 4.
動的外部指標の近接，離反に際しての眼球運動・瞳孔反応を示す．指標の近接,離反に伴い,輻湊・開散,縮瞳・散瞳が規則的かつ同時に繰り返している．

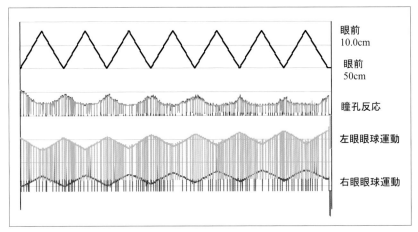

図 5.
VDT 作業後の眼球運動・瞳孔反応を示す．図 4 と比較し瞬目(縦のスパイク)が著しく増加している．指標の近接,離反に伴い,輻湊・開散は比較的保たれているが特に 4 回目以降縮瞳が維持され,指標が離反しても散瞳が不十分である．

述べてきたが,3D 映像の技術はエンターテイメントとして楽しむ以外にも，有益な活用方法もさまざまある．医学領域では 3D 内視鏡手術やリハビリテーション領域において多く用いられており，眼科領域においては 3D 技術を応用したさまざまな視機能検査や斜視や弱視に対する訓練[15)~17)]が行われている．また，スポーツ分野においても VR 技術を用いてトレーニングが行われる等，その将来性は大きく期待されている．

VDT 作業の眼球運動，瞳孔・調節へ与える影響 —自験例を参考に—

スマートフォン視聴を含めた広い意味での VDT 作業後,何故眼精疲労や斜視が生ずるか,そのメカニズムを検討した研究は多いが詳細は不明である．ここでは自験例を中心に VDT 作業による近見反応への影響を紹介したい．

図 4 は TriIRIS C9000®(浜松ホトニクス)を用い 24 歳女性に 2D(50 cm)から 10D(10 cm)間，0.3 D/sec の速さで指標を提示，7 往復させて，それを注視しながら眼球運動(輻湊・開散)と同時に瞳

孔反応を記録したものである．その後，スマートフォンによる近見作業(10 cm，30分)後，全く同様の方法で反応を記録した(図5)．作業前は視標の動きと眼球運動，瞳孔反応は完全に同期し，記録上すべて三角波である(図4)．しかも繰り返し刺激を与えても50 cm注視時には初期の瞳孔径を維持した．しかし作業後は輻湊，開散眼球運動に関しては変化が見られないものの，瞳孔反応は眼球運動よりも先行して縮瞳し，視標の動き，眼球運動に遅れて散瞳する瞳孔反応を呈した．記録を詳細に見ると刺激の後半では逆台形型の反応が出現し，50 cm注視時には初期の瞳孔径まで回復していない．このような反応は20例/29例中で認められた．またその逆パターン，すなわち視標の動き，眼球運動に遅れて瞳孔が縮瞳し，視標の動き，眼球運動よりも先に散瞳するタイプも3例認められ，台形型反応とした．なお，瞬目が全例で作業後，著しく増加した[18]．以上の所見はVDT作業による初期変化は先ず自律神経に現れることが推測された．本実験では近見作業後も眼球運動は正常に記録されているが，それがさらに過度になると運動性の障害，すなわち斜視が生じうると我々は考えている．

さらに映像が3Dになると仮想空間に映像が浮き上がり映し出されることになる．すなわち映像そのものはスクリーン上にあるはずが，左右の視差により眼位のクロスポイントが，スクリーンより手前(交叉性)にあると映像は突出してみえ，スクリーンより奥となると映像は陥凹してみえる．その結果3D映像として我々は錯覚する(図2, 3)．半田は視差による輻湊，調節，瞳孔反応を定量して報告している．映像はモニタ上にあるにもかかわらず，それとは異なった位置への輻湊，開散が誘発され，加えて視差が大きいときには，調節や縮瞳もモニタ上とも異なる位置に生じていることも判明した．詳細は文献を確認頂きたい[19)~21)]．それに加え，ヒトは2次元映像視聴時と3次元映像視聴時では脳内の活性部位や程度も異なることも併せて報告している．

これらの所見がVDT作業による，斜視や眼精疲労の発症メカニズムを説明するものではないが，今後の研究の手掛かりとなろうことは間違いなさそうである．

まとめ

スマホ内斜視は初報がわずか4年前のことであり，詳細な研究がまだ十分になされているとはいえない．新聞やニュース，SNS等でスマホ内斜視という言葉が一人歩きし，スマートフォン＝斜視になるといったイメージが定着することは避けなければならない．スマートフォンは21世紀最大の発明ともいわれており，極めて便利なデバイスである．数年前には，ブルーライト＝悪い光といったイメージが世間で定着してしまい，学会がそれを一部否定する等の対応を取った等の前例もある．先ずはその機序や原因について解明し，安全に使用するための指針や提言等が求められている．3D映像においても同様で，技術の進化によりさらに身近なものとなったが，その映像作成や視聴方法を間違えてはならず，ガイドライン等に沿った使用が強く求められる．

文 献

1) 総務省：情報通信白書平成30年度版．2018.
2) Internet World Stats：WORLD INTERNET USAGE AND POPULATION STATISTICS 2020 Year-Q1 Estimates. 2020.
3) Rideout V, Saphir M, Pai S, et al：Zero to eight：children's media use in America 2013. Common Sense Media, 2013.
4) Lee HS, Park SW, Heo H：Acute acquired comitant esotropia related to excessive Smartphone use. BMC Ophthalmol, **16**：37, 2016.
   Summary スマホ内斜視の初報であり，その詳細を知るのに必要な文献である．
5) Burian HM, Miller JE：Comitant convergent strabismus with acute onset. Am J Ophthalmol, **45**：55-64, 1958.
6) Hoyt CS, Good WV：Acute onset concomitant esotropia：when is it a sign of serious neurologi-

cal disease? Br J Ophthalmol, **79**：498-501, 1995.

7) Kaur S, Sukhija J, Khanna R, et al：Diplopia After Excessive Smart Phone Usage. Neurooph-thalmology, **43**：323-326, 2019.

8) Song J, Kim SK, Choi MY：Clinical Characteris-tics and Outcomes of Smartphone Overusers with Acute Acquired Comitant Esotropia. J Korean Ophthalmol Soc, **59**：169-175, 2018.

9) Anshel JR：Visual Ergonomics in the Workplace. AAOHN J, **55**：414-420, 2007.

10) 厚生労働省：情報機器作業における労働衛生管理のためのガイドラインについて．2019.

11) WHO：To grow up healthy, children need to sit less and play more. 2019.

12) 3D コンソーシアム安全ガイドライン部会：人にやさしい 3D 普及のための 3DC 安全ガイドライン．2010.
   Summary 3D 映像の安全ガイドラインであり，3D 技術の詳細も知ることができる．

13) 橋本篤文，矢野　隆，藤原和子ほか：3D 映画鑑賞後，内斜視を発症した 1 例．あたらしい眼科，**28**：1361-1363, 2011.

14) 筑田昌一，村井保一：立体映画を見て顕性になった内斜視の一症例．日本視能訓練士協会, **16**：69-

72, 1988.

15) Iwata Y, Handa T, Ishikawa H, et al：Evaluation of the Effects of the Occlu-Pad for the Manage-ment of Anisometropic Amblyopia in Children. Curr Eye Ees, **43**：785-787, 2018.

16) Iwata Y, Handa T, Ishikawa H, et al：Compari-son Between Amblyopia Treatment With Glasses Only and Combination of Glasses and Open-Type Binocular "Occlu-Pad" Device. Biomed Res Int, 2459696, 2018.

17) Iwata Y, Handa T, Ishikawa H, et al：Efficacy of an Amblyopia Treatment Program With Both Eyes Open：A Functional Near-Infrared Spec-troscopy Study. Am Orthopt J, **66**：87-91, 2016.

18) 石川　均，清水公也，堀部　円ほか：トライイリスを用いた IT 眼症の評価．IT 眼症と環境因子研究班業績集，129-134, 2005.

19) 半田知也：立体映像注視時の視覚反応：生体反応計測のアプローチ（立体映像技術一般）．映像情報メディア学会技術報告，**34**：19-23, 2010.

20) 半田知也：3D 映像と視覚反応．神経眼科，**27**：389-398, 2010.

21) 半田知也：3D 映像の現状と生体安全性．日本の眼科，**82**：1044-1048, 2011.

全日本病院出版会のホームページの
"きっとみつかる特集コーナー"をご利用下さい!!

☺学会売上好評書籍のご案内や関連特集本コーナーで欲しい書籍が見つかりやすくなりました。

☺定期雑誌の最新号や、新刊書籍の情報をすばやくお届けします。

☺検索キーワードの入力でお探しの本がカンタンに見つかる、便利な「検索機能」付きです。

☺雑誌・書籍の目次、各論文のキーポイントも閲覧できます。

click

zenniti.com

| 全日本病院出版会 | 検索 |

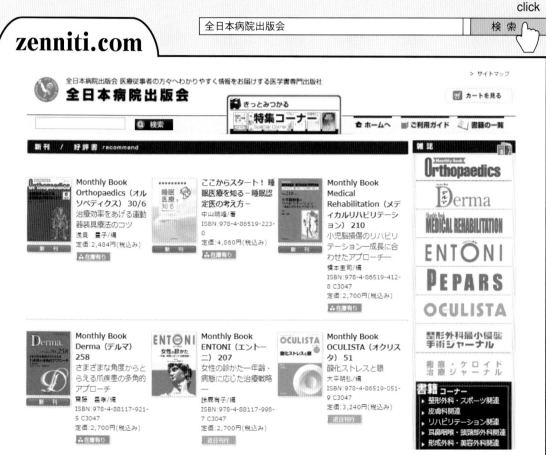

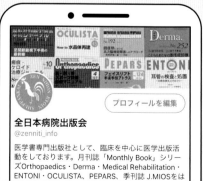

全日本病院出版会　公式 twitter
始めました!

弊社の書籍・雑誌の新刊情報、好評書のご案内を中心に、
タイムリーな情報を発信いたします!
全日本病院出版会公式アカウント (**@zenniti_info**) を
ぜひご覧ください!

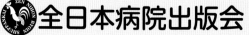

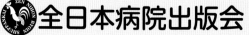全日本病院出版会　〒113-0033 東京都文京区本郷 3-16-4　Tel:03-5689-5989
www.zenniti.com　　　　　　　　　　　　　　　　　　　　Fax:03-5689-8030

FAX による注文・住所変更届け

改定：2015 年 1 月

毎度ご購読いただきましてありがとうございます．

読者の皆様方に小社の本をより確実にお届けさせていただくために，FAX でのご注文・住所変更届けを受けつけております．この機会に是非ご利用ください．

◇ご利用方法

FAX 専用注文書・住所変更届けは，そのまま切り離して FAX 用紙としてご利用ください．また，注文の場合手続き終了後，ご購入商品と郵便振替用紙を同封してお送りいたします．**代金が 5,000 円をこえる場合，代金引換便とさせて頂きます**．その他，申し込み・変更届けの方法は電話，郵便はがきも同様です．

◇代金引換について

本の代金が 5,000 円をこえる場合，代金引換とさせて頂きます．配達員が商品をお届けした際に，現金またはクレジットカード・デビットカードにて代金を配達員にお支払い下さい(本の代金＋消費税＋送料)．(※年間定期購読と同時に 5,000 円をこえるご注文を頂いた場合は代金引換とはなりません．郵便振替用紙を同封して発送いたします．代金後払いという形になります．送料は定期購読を含むご注文の場合は頂きません)

◇年間定期購読のお申し込みについて

年間定期購読は，1 年分を前金で頂いておりますため，代金引換とはなりません．郵便振替用紙を本と同封または別送いたします．送料無料，また何月号からでもお申込み頂けます．

毎年末，次年度定期購読のご案内をお送りいたしますので，定期購読更新のお手間が非常に少なく済みます．

◇住所変更届けについて

年間購読をお申し込みされております方は，その期間中お届け先が変更します際，必ずご連絡下さいますようよろしくお願い致します．

◇取消，変更について

取消，変更につきましては，お早めに FAX，お電話でお知らせ下さい．

返品は，原則として受けつけておりませんが，返品の場合の郵送料はお客様負担とさせていただきます．その際は必ず小社へご連絡ください．

◇ご送本について

ご送本につきましては，ご注文がありましてから約 1 週間前後とみていただきたいと思います．お急ぎの方は，ご注文の際にその旨をご記入ください．至急送らせていただきます．2〜3 日でお手元に届くように手配いたします．

◇個人情報の利用目的

お客様から収集させていただいた個人情報，ご注文情報は本サービスを提供する目的(本の発送，ご注文内容の確認，問い合わせに対しての回答等)以外には利用することはございません．

その他，ご不明な点は小社までご連絡ください．

株式会社 全日本病院出版会　〒113-0033 東京都文京区本郷 3-16-4-7F　電話 03(5689)5989　FAX03(5689)8030　郵便振替口座 00160-9-58753

FAX 専用注文書

年　　月　　日

○印	MB　OCULISTA 5 周年記念書籍	定価(税込)	冊数
	すぐに役立つ**眼科日常診療のポイント**—私はこうしている—	10,450 円	

(本書籍は定期購読には含まれておりません)

○印	MB　OCULISTA	定価(税込)	冊数
	2020 年 1 月～12 月定期購読(No. 82～93：計 12 冊)(送料弊社負担)	41,800 円	
	2021 年 1 月～12 月定期購読(No. 94～105：計 12 冊)(送料弊社負担)	41,800 円	
	No. 90　眼科開業の New Vision—医療界の変化を見据えて—	3,300 円	
	No. 89　眼科不定愁訴と疾患症候のギャップを埋める	3,300 円	
	No. 88　スマホと眼 Pros & Cons	3,300 円	
	No. 87　ここまでできる緑内障診療	3,300 円	
	No. 86　眼科におけるリスクマネジメントのポイント	3,300 円	
	No. 85　よくわかる屈折矯正手術	3,300 円	
	No. 84　眼科鑑別診断の勘どころ　増大号	5,500 円	
	No. 72　Brush up 眼感染症—診断と治療の温故知新—　増大号	5,500 円	
	No. 60　進化する OCT 活用術—基礎から最新まで—　増大号	5,500 円	
	No. 48　眼科における薬物療法パーフェクトガイド　増大号	5,500 円	
	その他号数 (号数と冊数をご記入ください)　No.		

○印	書籍・雑誌名	定価(税込)	冊数
	ストレスチェック時代の睡眠・生活リズム改善実践マニュアル	3,630 円	
	美容外科手術—合併症と対策—	22,000 円	
	ここからスタート！眼形成手術の基本手技	8,250 円	
	超アトラス 眼瞼手術—眼科・形成外科の考えるポイント—	10,780 円	
	PEPARS No. 87 眼瞼の美容外科 手術手技アトラス　増大号	5,500 円	
	PEPARS No. 147 美容医療の安全管理とトラブルシューティング　増大号	5,720 円	

お名前　フリガナ　　　　　　　　　　　　　　　㊞　　　診療科

ご送付先　〒　　－　　　　　　□自宅　　□お勤め先

電話番号　　　　　　　　　　　　　□自宅　　□お勤め先

雑誌・書籍の申し込み合計
5,000 円以上のご注文
は代金引換発送になります

—お問い合わせ先—
㈱全日本病院出版会営業部
電話 03(5689)5989

FAX 03(5689)8030

全日本病院出版会行

FAX 03-5689-8030

年　　月　　日

住 所 変 更 届 け

お 名 前	フリガナ	
お客様番号		毎回お送りしています封筒のお名前の右上に印字されております8ケタの番号をご記入下さい。
新お届け先	〒　　　　　　　　都道府県	
新電話番号	（　　　　　　）	
変更日付	年　　月　　日より	月号より
旧お届け先	〒	

※ 年間購読を注文されております雑誌・書籍名に✓を付けて下さい。

☐ Monthly Book Orthopaedics （月刊誌）

☐ Monthly Book Derma. （月刊誌）

☐ 整形外科最小侵襲手術ジャーナル （季刊誌）

☐ Monthly Book Medical Rehabilitation （月刊誌）

☐ Monthly Book ENTONI （月刊誌）

☐ PEPARS （月刊誌）

☐ Monthly Book OCULISTA （月刊誌）

FAX 03-5689-8030

全日本病院出版会行

Monthly Book OCULISTA バックナンバー一覧

通常号 3,000 円＋税　　増大号 5,000 円＋税

No. 21 以前のバックナンバー，各目次等の詳しい内容はホームページ(www.zenniti.com)をご覧ください．

再考！脈絡膜疾患診療

編集企画／京都大学教授　　　　　辻川　明孝

編集主幹：村上　晶　順天堂大学教授　　　　　**No. 91**　編集企画：
　　　　　高橋　浩　日本医科大学教授　　　　　　近藤寛之　産業医科大学教授

Monthly Book OCULISTA　No. 91

2020 年 10 月 15 日発行（毎月 15 日発行）
定価は表紙に表示してあります.
Printed in Japan

発行者　　末　定　広　光
発行所　　株式会社　全日本病院出版会
〒 113-0033　東京都文京区本郷 3 丁目 16 番 4 号 7 階
　　　　　　電話（03）5689-5989　Fax（03）5689-8030
　　　　　　郵便振替口座 00160-9-58753
印刷・製本　三報社印刷株式会社　　　電話（03）3637-0005
広告取扱店　㈱メディカルブレーン　　電話（03）3814-5980